U0110664

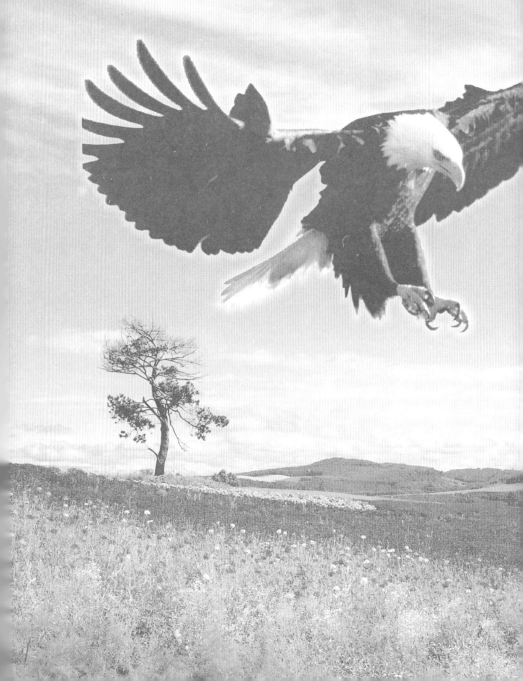

大展好書　好書大展
品嘗好書　冠群可期

大展好書 好書大展
品嘗好書 冠群可期

扁鵲心書圖解

附VCD

宋·竇材 撰
張存悌、車　群 點校

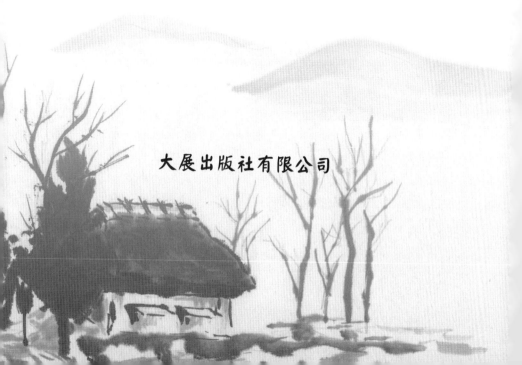

大展出版社有限公司

內容簡介

　　本書共三卷，另附神方一卷。上卷概述其對醫學的主要觀點、見解及灸法3篇，保扶陽氣是其學術思想的核心。中、下兩卷論述各病證治，包括內科、外科、婦科、兒科總計約120種病證的治療經驗。其中，運用灸法治療的病證達80多種，占總數的三分之二，並附以治驗案例47則，神方則輯錄其常用藥方98首。現行本中附有清代胡珏參論批註百餘條。配有光碟，光碟中有作者的精彩講演以及保扶陽氣的真方。

　　本書理論獨到，觀點鮮明，特色突出，且有諸多驗案為證，自成體系，不失為一本風格獨特的學術專著。竇氏理論上強調扶陽，治療上推崇灼艾丹附三法，包括附子，具有鮮明的火神派風格，是為火神派前期的扶陽名家。對於研討火神派學術而言，有其獨特的價值。

　　本書適合中醫界和中醫愛好者閱讀，尤其中醫院校的學生會從中受到教益。

前　言

一、關於作者和本書

1. 竇材其人

竇材，宋代人，南宋真定（今河北省正定縣）人。有學者推測竇材50多歲前生活於北宋，汴京淪陷，流寓江南。《扁鵲心書・三世扁鵲》中記載其在衢州（今浙江衢州市）野店行醫。

竇氏生於一個「業醫四世」之家，曾任過地方武官開州巡檢、武翼郎。「初學醫，盡博（仲景等）六子之書，以為醫之理盡矣。然調治小疾百發百中，臨大病百無二三，每悵己術之不精也。後遇關中老醫……師以法授我，反覆參詳，遂與《內經》合旨，由茲問世，百發百中。」「但師授固簡而當，意欲梓行，恐有未盡。遂將追隨先師所歷之法與己四十餘年之所治驗，集成醫流正道，以救萬世夭枉。」於南宋紹

興十六年（1146年）撰成《扁鵲心書》刊行，其時，已「年過不逾（70歲）」，知其當生於西元1076年之前。

2. 關於本書及流傳情況

《扁鵲心書》（以下稱《心書》）原書署名：古神醫盧人扁鵲傳；宋太醫真定竇材重集。可知係託名扁鵲所傳，宋代竇材重新編輯。目前所見最早版本為清代王琦於乾隆乙酉年（1765）印行刻本，內附清代胡珏參論百餘條，所謂「參論」，即在正文中夾以批註，對原書闡發頗多，間有異議，亦多持平之論，「拾遺補闕，可謂竇氏功臣」（王琦語）。後來多個版本均以該刻本為宗。自該書12世紀成書，至18世紀重現於世，600年中並無其他旁證，《宋史‧藝文志》也無記載。加上書中出現「河間、丹溪遺訛後世」，「見李時珍《本草》」等言辭，前朝書出現後朝事，理所當然讓人疑惑，乃至名醫何紹奇先生認為「是明末清初崇尚溫補的無名醫輩的託名之作」。考慮到卷首《奏玉帝青詞》竇氏對皇帝信誓旦旦，「試之有驗，臣死無憾；若試之不效，即置臣於法，以彰誑君之罪。」卷末王琦「後記」談該書之來由又言之鑿鑿，故對本書不

宜輕易否定，著名醫家任應秋先生就認為，當係
實材之作，為「明以後人所亂」。此言公允。

　　全書有卷首和上卷、中卷、下卷，另附「神
方」一卷。上卷概述其對醫學的主要觀點、見
解，兼錄古聖及自己灸法3篇，「保扶陽氣」是
其學術思想的核心。中、下兩卷分論各病證治，
包括內、外、婦、兒科總計120種病證的辨證治
療。其中，運用灸法治療的病證達80多種，占
疾病總數的三分之二，並附以治驗案例47則，
「神方」則輯錄其常用藥方98首。

　　合觀全書理論獨特，與臨床一脈相承，敘
述簡明扼要，確具特色。胡玨在參論條文中，說
到自己，「年五十外又得此書，嗣後治人痼疾，
益多奇驗」；清代耿文亦稱：「曾用其法，極有
效驗」（《萬卷精華樓藏書記》）。可見，《扁鵲心
書》確實受人讚賞。

二、扶陽為本，脾腎為根

1. 保扶陽氣為本

　　全書的主旨是「保扶陽氣為本」。在其書中
陽氣又稱元氣、真氣、真元、真陽，作者反覆強
調陽氣關係著人體健康與疾病和生死存亡。

書中「住世之法」（「住世」指養生）說：「夫人之真元乃一身之主宰，真氣壯則人強，真氣虛則人病，真氣脫則人死。」在生理方面，「年四十，陽氣衰而起居乏，五十體重，耳目不聰明矣，六十陽氣大衰，陰痿，九竅不利，上實下虛，涕泣皆出矣」（這段話看出竇氏學術與《內經》的吻合之處）。「人至晚年陽氣衰，故手足不暖，下元虛憊，動作艱難。蓋人有一息氣在則不死，氣者，陽所生也，故陽氣盡必死。」指明隨著年齡增長而出現的逐漸衰老之象與陽氣虛憊密切相關，所謂「陽氣衰而起居乏」。「蓋人有一息氣在則不死。氣者，陽所生也，故陽氣盡必死。」進一步把陽氣耗竭作為死亡的根本原因，所謂「陽氣盡必死」。

在「須識扶陽」一節中，他引用道家理念：「陽精若壯千年壽，陰氣如強必斃傷。」「陰氣未消終是死，陽精若在必長生。」進而強調：「為醫者，要知保扶陽氣為本。」「保扶陽氣」是其學術思想的核心。王琦在《心書》「後記」中亦稱「是書重在扶陽」。

2. 脾腎為根

在強調陽氣為本的同時，竇材特別重視脾腎

兩臟的作用，認為「脾腎為人一身之根蒂」。反覆指明：「人以脾為母，以腎為根」；「脾為五臟之母，腎為一身之根」；「脾為五臟之母，後天之本，屬土，生長萬物者也。若脾氣在，雖病甚不至死」；「腎為一身之根蒂，先天之真源，本牢則不死。」

竇氏重視脾腎，表現在灸法中突出選取命關穴與關元穴。認為命關補脾，強調「此穴屬脾，又名食竇穴，能接脾藏真氣，治三十六種脾病。」關元補腎，「灸關元穴以固性命」。溫補脾腎多選命關、關元二穴，是竇氏臨證用穴的最主要處方。

他還強調，「傷寒診脈必診太谿、衝陽二脈者，即脾腎根本之脈也。」診此二脈，乃是為了測知脾腎兩經的虛實，從而判斷疾病的預後，對後人頗有啟發。

3. 禁戒寒涼，忌用攻下

從重視陽氣的角度出發，竇氏自然反對濫用攻下（他稱之為「轉下」）和寒涼之劑。在上卷專立「忌用轉下」、「禁戒寒涼」兩節，反覆論述了濫用寒涼及攻下之品導致的種種不良後果，從反面論證「須識扶陽」的重要性。

「禁戒寒涼」云：「邪之中人，元氣盛則能當之，乃以涼藥冰脫，反泄元氣，是助邪害主也。」「若元氣稍虛者，無不被涼藥冰敗而死，脾胃有傷，焉望其生？」「俗醫大用涼劑，譬於飲人冷水，陰害黎民，良可慨也。不見當今醫家，禍及子孫，甚至滅門絕後，皆學術不精之報也」。「中年以上之人，口乾舌燥，乃腎水不生津液也，灸關元三百壯。若誤服涼藥，必傷脾胃而死。」

「忌用轉下」中說：「夫巴豆、硝黃之類能直穿臟腑，非大積大聚，元氣壯實者，不敢輕用。今之庸醫不問虛實，動輒便行轉下，以泄六腑各氣，轉生他證。重則脾胃漸衰，不進飲食，肌肉消瘦而死。」

三、扶陽三法，灼艾丹附

從「保扶陽氣為本」的觀點出發，竇氏提出了扶陽三大方法：「保命之法：灼艾第一，丹藥第二，附子第三。」這句話差不多概括了全書的主要內容。

1. 灼艾第一

竇氏重灸，其灸法獨樹一幟。在該書上卷中

單列「黃帝灸法」、「扁鵲灸法」、「竇材灸法」3個專篇分別論述灸法。從很大意義上講這是一部灸法專著，從理論到實踐，從治療到預防保健都反映了這一點。

他強調灸法治病的重要性：「保命之法，灼艾第一。」「醫之治病用灸，猶人做飯需薪。」他主張有些病需要先灸後藥，曾治一傷寒病，先用烈火施灸，待患者開眼思飲食，再進薑附湯而癒，體現他「灼艾第一」的思想。

在其47例醫案中，使用灸法者43例，強調藥物不治之大病，唯灸法可行，如「一人功名不遂，神思不樂，飲食漸少，日夜昏默已半年矣，諸醫不效。此病藥不能治，令灸巨闕百壯、關元二百壯，病減半……一月全安。」又如「一人因大惱悲傷得病，晝則安靜，夜則煩悗，不進飲食，左手無脈，右手沉細，世醫以死證論之。」

竇氏認為「此由真氣大衰，非藥能治，惟艾火灸之。」「灸中脘五十壯，關元五百壯……全安。」

歸納其灸法學術思想，主要有下面幾點：

(1) 治證廣泛：「凡一切大病小疾，只以此法，觸類引申，效如影響。」在全書論述的120

種病證中，「灼艾」就有80多種，包括氣虛、陽虛、陰虛、陰虛火旺的證候。與宋以前灸法著作相比，《心書》中的灸法適應範圍明顯擴大，32例治驗，幾乎無病不灸，充分體現了「灼艾第一」的學術思想。

如「咳嗽病，因形寒飲冷，冰消肺氣，灸天突穴五十壯。」「若吐瀉後，胃氣大損，六脈沉細，四肢厥冷，乃真陽欲脫，灸中脘五十壯，關元三百壯，六脈復生，不灸則死也。」「虛勞，咳嗽潮熱，咯血吐血，六脈弦緊，此乃腎氣損而欲脫也。急灸關元三百壯，內服保元丹，可保性命。」「神癡病」：「凡人至中年，天數自然虛衰，或加妄想憂思，或為功名失志，以致心血大耗，癡醉不治，漸至精氣耗盡而死，當灸關元穴三百壯，服延壽丹一斤。此證尋常藥餌皆不能治，惟灸艾及丹藥可保無虞。」上引諸證，竇氏均從扶助陽氣的角度著手治療。

治病用灸，預防保健也力倡灸法，「人於無病時，常灸關元、氣海、命關、中脘，更服保元丹、保命延壽丹，雖未得長生，亦可保百餘年壽矣。」並在「住世之法」中提出保健灸法：「人至三十，可三年一灸臍下三百壯；五十，可二年

一灸臍下三百壯；六十，可一年一灸臍下三百壯，令人長生不老。」他還現身說法，「余五十時，常灸關元五百壯，即服保命丹、延壽丹，漸至身體輕健，羨進飲食。六十三時因憂怒，忽見死脈於左手寸部，十九動而一止，乃灸關元、命門各五百壯。五十日後，死脈不復見矣。每年常如此灸，遂得老年康健。」他還賦詩讚賞灸法的效力：「一年辛苦唯三百，灸取關元功力多；健體輕身無病患，彭籛壽算更如何。」

（2）大病宜灸：「醫之治病用灸，如做飯需薪。今人不能治大病，良由不知針艾故也。」其所云「大病」，均為急難危證如中風、久痢、小兒急慢驚風、喉痹等。「凡大病宜灸臍下五百壯，補接真氣即此法也。若去風邪四肢小疾，不過三、五、七壯而已。」指出病情輕重與艾灸壯數的直接關係。其宣導用灸目的是為了保扶陽氣。

元氣將脫，「尚有絲毫元氣未盡，唯六脈尚有些小胃氣，命若懸絲，生死立待，此際非尋常藥餌所能救，須灸氣海、丹田、關元各三百壯，固其脾腎。」「肺傷寒」重證，也「非藥可療」，急宜用灸。

（3）施灸壯數多：竇氏認為，欲治大證重

13

疾，必須大量施灸。嘗謂：「世俗用灸，不過三五十壯，殊不知去小疾則癒，駐命根則難。」故《心書》中的施灸壯數較其他針灸醫籍為多，一般為數十至一二百壯，而關元等穴則多達五六百壯，與現今臨床比較，堪稱大量。如治夢泄：「若腎氣虛脫，寒精自出者，灸關元六百壯而癒。」由書中所附醫案看，運用大劑量灸法確實挽救了一些危急重證。如「一人病休息痢已半年，元氣將脫，六脈將絕，十分危篤。余為灸命關三百壯，關元三百壯，六脈已平，痢已止。」

多灸給患者帶來一定痛楚，為此，竇氏創立了一種灸前麻醉法，即用所謂「睡聖散」內服，使人昏睡，然後施灸，可無痛苦。

（4）早灸為宜：書中提及「夫病有淺深，治有緩急，若能早灸，自然陽氣不絕，性命堅牢；若灸遲，真氣已脫，雖灸亦無用矣。」病情嚴重，陰陽嚴重失衡，灸法必及時實施。「若能早灸，自然陽氣不絕，性命堅牢。」

（5）選穴少而精：在選穴上竇氏主張少而精，一般每次1穴，多則2～3穴。在其47例醫案中，選1穴者34例，選2穴者13例。《心書》的全部用穴也只有23個，在這23個穴位中又以

14

關元、中脘、命關為多。在「竇材灸法」所舉48種病症中選用關元穴者即達28種，足見對此穴尤為看重。

（6）灸藥並用：「世有百餘種大病，不用灸艾、丹藥，如何救得性命，劫得病回？」竇氏常將灸藥聯用，以增強溫陽作用，提高或鞏固療效。尤其對於疑難重證，灸藥並用的意義更為重要。雖艾灸、丹藥、附子三者手段、方法不同，但目的一致，都是為了扶陽。

唐宋之際，灸法大行其道，出現了以施灸為法的專業「灸師」，韓愈《譴瘧鬼》詩中有：「灸師施艾炷，酷若獵火圍」之句可以證實。此外，歐陽修寫有《灼艾帖》，李唐畫有《灸艾圖》。史載：宋「太宗病亟，帝（宋太祖）往視之，親為灼艾」，都是灸法大行其道的體現。「上有所好，下必甚焉」，本書所附竇氏兩次上奏皇帝的「奏玉帝青辭」、「進醫書表」，也許就是這種激勵的表現。如此這些都符合竇氏這樣一部灸法專著誕生的時代背景。

2. 丹藥第二

《心書》所附竇氏研製的「神方」98首，其中丹藥43種，占總數近半，金液丹、保命延

壽丹、來復丹等為其常用之方。以金液丹為例，《心書》共計建議使用金液丹約60處，可謂頻繁，32處治驗中，使用更為集中。

這些丹藥多由硫黃、雄黃、陽起石、鐘乳石等金石類藥組成，如其常用的「保命延壽丹」組成：硫黃、明雄黃、辰砂、赤石脂、紫石英、陽起石（火醋淬三次），每味各二兩，研作粗末，同入陽城罐，蓋頂，鐵絲紮定，鹽泥封固厚一寸，陰乾。掘地作坑，下埋一半，上露一半，烈火煅一日夜，寒爐取出，研細，醋丸梧子大。每服十粒，空心送下，童男女五粒，小兒二三粒，俱見成效。功用：「此丹治癲疝，虛勞，中風，水腫，臌脹，脾泄，久痢，久瘧，屍厥，兩脅連心痛，夢泄，遺精，女人血崩、白帶，童子骨蒸勞熱，一切虛羸，黃黑疸，急慢驚風，百餘種欲死大病，皆能治之。一粒勝金液丹十粒，久服延年益壽。」

除金石類藥外，其他則是附子、烏頭、桂枝、肉桂、生薑、乾薑、花椒等辛熱之品，總屬大溫大熱之藥。這一點符合唐宋之際兩個特點：①服食以五石散為代表的丹藥以求長壽之風；②宋代《和劑局方》偏於辛燥的風格，由此也可看

做本書出自宋代的證據。

　　從書中所附治驗看，丹藥應用十分廣泛，且有較好的療效。如「一人傷寒至八日，脈大而緊，發黃，生紫斑，隱氣，足指冷至腳面，此太陰證也，最重難治。為灸命關五十壯、關元二百壯，服金液丹、鐘乳粉，四日汗出而癒。」又如「一人病半身不遂，先灸關元五百壯，一日二服八仙丹，五日一服換骨丹，其夜覺患處汗出，來日病減四分，一月痊癒。再服延壽丹半斤，五十年病不作。」

3. 附子第三

　　竇氏在藥物中推崇附子，「保命之法，……附子第三。」「唯附子健壯，峻走十二經絡，故用此攻之，十中常生八九。」在其 98 首附方中，含附子包括烏頭的方劑計 26 首，占總數的 26.5％，也就是說約四分之一的方劑中含有附子。如「神方薑附丹」，用「生薑（切片）五兩，川附子（炮切片，童便浸，再加薑汁炒乾）五兩，共為末。每服四錢，水一盞，煎七分和渣服。」功能「補虛助陽消陰，治傷寒陰證，癰疽發背，心胸作痛，心腹痞悶，喉痹，頤項腫，湯水不下，及虛勞發熱，咳嗽吐血，男婦骨蒸勞

熱，小兒急慢驚風，痘疹縮陷，黑疱水疱斑，脾勞面黃肌瘦，腎勞面白骨弱，兩目昏翳內障，脾瘧久痢，水瀉米穀不化，又能解利兩感傷寒，天行瘟疫，山嵐瘴氣及不時感冒等證。」

另外，全部附方中，除去性偏寒涼的17首之外，其餘81首均為辛熱之方，占總數的82.7%。在不含附子的55種方劑中，也以乾薑、肉桂、吳茱萸、花椒等辛熱之品占主要部分，驗證了他崇尚辛熱扶陽之理念以及擅用辛溫藥物的特點。

除了扶陽理念，本書還有一些觀點可圈可點，如「當明經絡」一節，談到「蓋經絡不明，無以識病證之根源，究陰陽之傳變。」強調明辨經絡的重要性，這與竇氏善施灸法，講究經穴定位有關。如果根據這一節居於全書之首，遂認為其為全書重點，進而否認全書的扶陽理念，則未免捨重就輕。關於經絡問題，徐靈胎說得比較公允：「不知經絡而用藥，其失也泛，必無捷效；執經絡而用藥，其失也泥，反能致害。總之變化不一，神而明之，存乎其人也。」

在「要知緩急」一節中談到「夫病有淺深，治有緩急。若急病而用緩藥，是養殺人也；緩病

而用急藥，是逼殺人也。」此話說得精當，堪稱醫家箴言。胡珽參論本條時也認為：「體認病情而用藥緩急合當，乃醫家第一要著。」

綜合上面所論，可以看出，本書理論獨到，觀點鮮明，特色突出，且有諸多驗案為證，自成體系，不失為一本風格獨特的學術專著，在醫史上理當佔有一席之地。在中國醫藥科技出版社2011年出版的《中醫非物質文化遺產臨床經典讀本》所選30種醫籍中，該書即位列其中。

縱觀竇氏理論上強調扶陽，治療上推崇灼艾丹附三法，包括附子，顯然具有鮮明的火神派風格，不過更推重炙法罷了，可以與明代嚴觀（嚴附子）、吳球（吳附子）、清代吳天士、鄭重光（素圃老人）等前賢一樣，歸為火神派前期的扶陽名家，而在時間上則處於更早的地位。就目前而言，如此明確主張扶陽為本，且以灼艾丹附三法自成體系者，漢唐以來應屬第一家。

對於研討火神派學術而言，尤其是他擅用附子的經驗，顯然具有重要價值。校訂者此前曾編校吳天士、鄭重光的醫案集《吳天士醫話醫案集》、《素圃醫案》出版，此次校訂《扁鵲心書》，均出於發掘、研討火神派之目的。

四、本書存在的問題

作為一本風格獨特的學術專著，難免偏頗之處，何況竇氏「常以扁鵲自任」，是一位富於個性，自視甚高的醫家，對醫聖仲景及諸位前賢說出話來未免失敬，甚至公然指斥，例如：序中稱：「《靈》、《素》為醫家正傳，後世張仲景、王叔和、孫思邈、孫兆、初虞世、朱肱，皆不師《內經》，惟採本草諸書，各以己見自成一家之技，治小疾則可，治大病不效矣。」對此，何紹奇先生稱「這些話不僅狂，而且不講道理。」胡珏參論也不以為然：「若云仲景不師《內經》，試觀《傷寒》、《金匱》二書，不本《靈》、《素》之旨，寧有如是精深之論乎？」「謂仲景不師《內經》，廢棄針灸，不亦冤乎？至若叔和、思邈，俱一代之明醫，亦未宜深貶，後學當細心辨之。」「張師固不可毀，而王（叔和）、孫（思邈）亦不可辟。」

又如說，「仲景立許多承氣湯，使後人錯用，致寒涼殺人於頃刻也。」胡珏參論曰：「三承氣湯何能害人？後學不明陰陽承制之道，而妄用承氣者害之耳，於仲景何尤？」

再如說，「脈浮為風，脈緊為寒，仲景分為兩途，故有麻黃、桂枝之說，此誤也。然傷寒乃太陽本氣受傷，不可大汗，但服薑附湯自癒，不必穿鑿他求，以為精也。」胡珏參論曰：「浮風緊寒，古人通論，解肌發表，定法難磨，仲景不可訾也。」俱是公允之論，顯示胡氏並不盲從竇氏不當之詞。

即使十分欣賞本書並出資刊刻其書的王琦也在「後記」中說：「仲景《傷寒論》，古今奉為不刊之典，竇氏顧有指摘其未當者數條，蓋由膠執其詞，未嘗融貫以參領其活潑之用，致意見有差池耳。再後人自當分別觀之，能鑒其是，更能正其非，判然不惑，斯為善讀古書者。」

儘管存在上述問題，本書究竟有其可取之處已如前述。學習古籍理應採取一分為二的態度，揚其精華，棄其糟粕，不以糟粕而掩蓋其精華，不因局部問題而否定全書價值。所謂「後人自當分別觀之，能鑒其是，更能正其非，判然不惑，斯為善讀古書者。」

五、本書校訂說明

本書各地有七八種版本，這次據清乾隆刻本

為底本，參考其他版本校訂而成，說明如下：

豎排改為橫排。原書係豎排，今改為橫排，重新標以現行標點符號。

凡原書出現的異體字、古今字、通假字，一律改為現行通用漢字，不另出注。

為了區分正文（宋體）與胡珏的參論文字，對後者用楷體排印，並用括弧標示。

凡原書中指示文字位置的「右」、「左」等詞，今據橫排習慣，一律改為「上」、「下」，不另注明。

「竇材灸法」一節 50 條中，原條文前均冠以「一」字為示，為令條目清晰起見，在各條文前冠以 1、2……阿拉伯數字。

此外，為幫助讀者理解，校訂者撰寫了「前言」，對竇氏學術思想進行認真的探討，以期對理解本書起到啟迪作用。

參與本書校訂等工作的還有李新、史瑞鋒、聶晨旭、李昊、王波、呂濤、劉立克、林玉、劉美思、劉實等，謹此致謝。

目　錄

卷　下

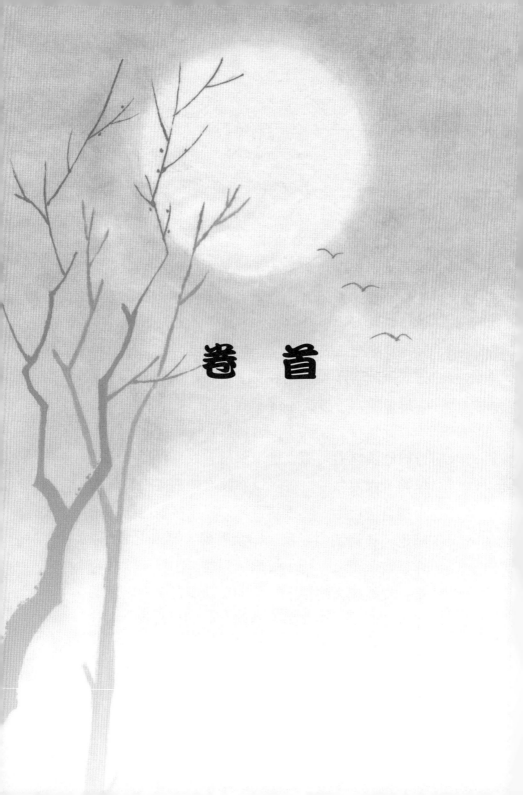

卷　首

序

　　《靈》、《素》為醫家正傳，後世張仲景、王叔和、孫思邈、孫兆、初虞世、朱肱，皆不師《內經》，惟採本草諸書，各以己見自成一家之技，治小疾則可，治大病不效矣。（王叔和、朱肱烏可與仲景同列，若云仲景不師《內經》，試觀《傷寒》、《金匱》二書，不本《靈》、《素》之旨，寧有如是精深之論乎？）至皇甫士安、巢元方、王冰等，雖學《素問》，而不得方學之傳，亦根據前六子方法而行。

　　此書從古至今，未得通行。余業醫四世，皆得此法之力，而人世未深信，故難梓行。余初學醫，盡博六子之書，以為醫之理盡矣。然調治小疾百發百中，臨大病百無二三，每悵己術之不精也。後遇關中老醫，叩余所學，笑曰：「汝學非是岐黃正派，特小技爾。只能調小屙，俟其自癒，豈能起大病哉！」余即從而師之，三年，師以法授我，反覆參詳，遂與《內經》合旨，由茲問世，百發百中。

　　再觀六子書，真兒戲耳。但師授固簡而當，

意欲梓行，恐有未盡。遂將追隨先師所歷之法，與己四十餘年之所治驗，集成醫流正道，以救萬世夭枉。後人得此，苟能日夜勤求，自能洞貫其理，以見余言非謬。至若賢良忠正，孝子仁人，再為廣布，俾天下後世上可以救君親，下可以濟斯民。余因恐遭天譴，不敢自私，刊刻流傳，願仁者勿拘成見而屑視之，斯幸矣。

　　宋紹興十六年武翼郎　前開州巡檢竇材謹序

　　（細觀此敘前後語意不相聯屬，似非通人之語，疑是後人偽作。）

奏玉帝青辭

　　維大宋紹興十六年丙寅月，武翼郎臣竇材奏啟玉皇上帝玉陛下：

　　臣聞上天好生而惡死，下民畏死而貪生。上天雖云惡殺，但示勸懲於下民，非其人而殺之者有之；下民雖曰貪生，但歸生死於天命，而致枉死者有之。皇天憫下民之疾苦，故假神農、黃帝、岐伯、雷公、扁鵲、俞跗等以立醫教，救人災病。歷世綿遠，屢遭兵火，其神書散亡，僅存者《靈樞》、《素問》而已。雖不盡傳宗派，是亦能救人疾苦，保人性命，但少洞徹臟腑、剖腸、滌髓之神耳。（果能參悟《靈》、《素》，自然洞見臟腑，至於剖腸滌髓，乃後世法之巧而用之神。惜乎此書無傳，諒亦不過一技術之妙，豈如《靈》、《素》之貫天人，晰隱顯，大無不包，細無不入，為萬世理道之神書，救人之秘典哉。）

　　後世仲景採《內經》外感風寒之旨，附以己見，定立方法，及採雜證七十餘條，集為《傷寒》、《金匱》。後之學人，咸遵守莫敢移易。殊不知傷寒既有多證，《內經》自然該載，何必牽

扯種種雜病以為傷寒，誤人不少。（果能遵循仲景之法，豈有誤人？惟後學不明其旨，妄為注解，各執己見，未免穿鑿，希冀立名，遺訛後世，將為仲景之功臣，實為仲景之罪人。千百年來，明傷寒法者有幾人哉？）

嗣後叔和、思邈又附益之，障蔽聖經，遺訛後世，且《經》云：傷寒為病身熱，熱雖甚不死。論中風曰，中五臟俞穴，則為偏風；論水脹曰，因氣為腫；論厲風曰，地之濕氣，感則害人皮肉筋脈。如此言之，其旨深，其意廣，後之人欲移難就易，妄為穿鑿。且舉傷寒之證，真邪相傳，真氣盛則病癒，邪氣盛則病死；陽證無死人之理，陰證害人甚速，須加灸艾，方保無虞。仲景立許多承氣湯，使後人錯用，致寒涼殺人於頃刻也。（三承氣湯何能害人？後學不明陰陽承制之道，而妄用承氣者害之耳，於仲景何尤？）

臣因母病，用仲景之法不效，遂成不救。痛心疾首，精究《內經》，又得皇天默授，經歷十年方得靈驗。凡一切大病小疾，只以此法，觸類引申，效如影響。臣苦志五十餘年，悟得救人秘法已十餘年矣。向因薄宦，奔走四方，今年過不逾，常慮身填溝壑，其書失傳。遂欲考訂發梓，

伏望皇天后土特加慈憫，保生民於仁壽之域，俾
其書萬世通流，臣雖死無憾。設有一言不實，甘
受天殃。若此書果益於後世，伏望神天護佑，以
廣其傳。（設此重誓，以質上帝，則其立心切於
天下後世可知。學人不可謂偏於從熱而忽視之，
以負先生一片救世婆心。）臣誠惶誠恐冒罪以聞。

進醫書表

　　臣聞醫家正道，《內經》為真，《內經》言病
最詳，而無治病之法，故黃帝又與岐伯撰出《靈
樞》，實為醫門所最急者也。嗣後，秦越人根據
《內經》旨趣，而演八十一難、九針之說；晉皇
甫士安採《靈樞》之旨，撰《甲乙經》十卷；隋
巢元方摘《靈》、《素》緒餘，注《內經》，又撰
《病原》三十卷；唐王冰抉《靈》、《素》之旨注
《內經》，撰《天元玉曆》。以上諸子皆有著作，
悉師《靈》、《素》，去古法不遠。而漢張仲景不
師《內經》，惟採《本草》、《湯液》，著《金匱玉
函》十卷，撰《傷寒論》十卷；晉王叔和又贅其
說，唐孫思邈採本草藥性，集成《千金方》三十
卷；《玉函經》五十卷，和附仲景，重重著述，

皆宗此意。廢去針灸及丹附大藥，盡用草木小藥，盛行湯劑，以之理小疾則生，治大病則百無一活，至千百世，誤死天下蒼生。

（《傷寒》、《金匱》之書辨六氣之環轉，析神機之出入，陰陽消長之妙，虛實遞更之變，首尾貫通，絲絲入扣。至於在經俞而用針，起陷下而用灸，並觀其自敘，可謂神於師《內經》者矣。謂仲景不師《內經》，廢棄針灸，不亦冤乎？至若叔和、思邈，俱一代之明醫，亦未宜深貶，後學當細心辨之。）

伏念臣河朔真定之寒士，焉敢善揭前輩之過。但臣世祖隸傳於醫學，內舍相傳，亦以《千金》、仲景等方，小試果效，用臨大證，心竊有疑。後得上天裨我此書，更參《內經》，百發百中，始信醫有回天之功也。所謂大病者，一傷寒，二陰疽內蝕，三虛勞痰火，四中風，五水腫，六臌脹，七脾泄暴注，八屍厥，九久痢，十脾瘧，十一喉痹，十二男女骨蒸勞熱，十三小兒急慢驚風，十四痘疹黑斑縮陷。至於胎前產後百十種必死大證，世人莫能救療，束手待斃，良可哀哉。

臣于此處消息五十餘年乃見正道，自古扁

鵲、俞跗、倉公、華佗，皆此書也，惜不廣傳於
後世。臣今盡傳此法於人，以救蒼生夭橫。伏乞
陛下大展聖裁，憫諸末世，將此書頒行天下，試
之有驗，臣死無憾；若試之不效，即置臣於法，
以彰誑君之罪。臣誠惶誠恐，稽手頓首，冒死以
聞。

（張師固不可毀，而王、孫亦不可辟，夫
先生之書固創出前賢，然先須根底於《素問》、
《靈樞》，致力於仲景、思邈，更充之以先生之
法，其於大疾沉疴，自然游刃有餘矣。無如叔世
衰漓，只知耳食，性喜寒涼，畏惡針灸。稍一談
及俱搖頭咋舌，甘死不受。是以先生之道難明，
而先生之法不能行於斯世斯民也。予欲以代之之
方，思惟數載，終無妙法。先生倘以宿昔濟世仁
心神感於予，使予應心得手，再為廣布，以傳不
朽，諒先生在天之靈，亦應許可。古月老人胡珏
謹識。）

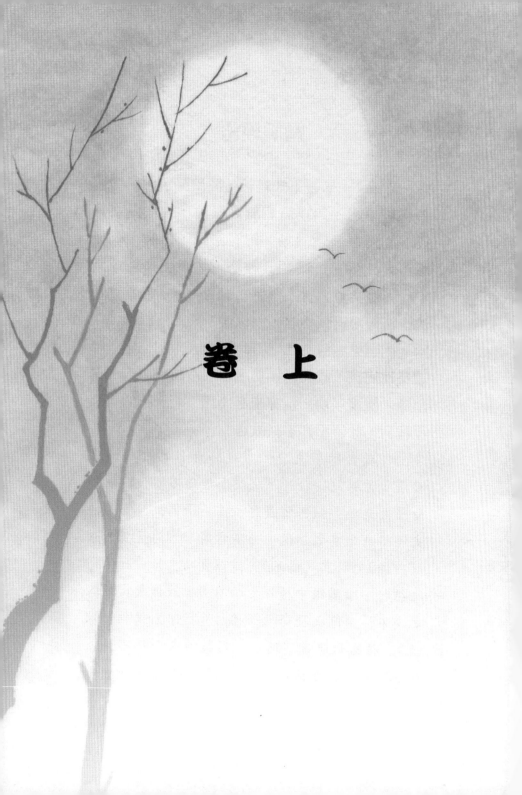

卷　上

當明經絡

謹云：「學醫不知經絡，開口動手便錯。」蓋經絡不明，無以識病證之根源，究陰陽之傳變。如傷寒三陰三陽，皆有部署，百病十二經脈可定死生。既講明其經絡，然後用藥徑達其處，方能奏效。昔人望而知病者，不過熟其經絡故也。俗傳遇長桑君，授以懷中藥，飲以上池之水，能洞見臟腑，此虛言耳。今人不明經絡，唯讀藥性病機，故無能別病所在。漫將藥試，偶對稍癒，便爾居功，況亦未必痊癒；若一不對，反生他病，此皆不知經絡故也。

（近世時醫失口，言經絡部位乃外科治毒要法，方脈何藉於此？嗟嗟！經絡不明，何以知陰陽之交接，臟腑之遞更，疾病情因從何審察？夫經絡為識病之要道，尚不肯講求，焉望其宗主《內經》，研究《傷寒》，識血氣之生始，知榮衛之循行。陰陽根中根外之理不明，神機或出或入之道不識，師徒授受唯一《明醫指掌》、《藥性歌括》，以為熟此盡可通行，用藥誤人全然不辨。或遇明醫，支吾扯拽，更將時事俗情亂其理談，

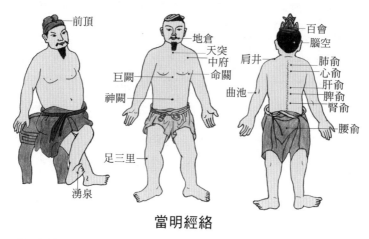

當明經絡

常恐露出馬腳，唯一周旋承奉。彼明理人焉肯作
惡，只得挽回數言，以蓋其誤。如此時醫，誠為
可恥。)

須識扶陽

　　道家以消盡陰翳，煉就純陽，方得轉凡成
聖，霞舉飛升。故云：「陽精若壯千年壽，陰氣
如強必斃傷。」又云：「陰氣未消終是死，陽精
若在必長生。」故為醫者，要知保扶陽氣為本。
人至晚年陽氣衰，故手足不暖，下元虛憊，動作
艱難。蓋人有一息氣在則不死，氣者陽所生也，
故陽氣盡必死。人於無病時，常灸關元、氣海、

命關、中脘，更服保元丹、保命延壽丹，雖未得長生，亦可保百餘年壽矣。

（今人只是愛趨死路，動云：我有火病，難服熱藥。所延之醫，悉皆趨承附和，不言上焦有火，即云中、下積熱，及至委頓，亦不知變遷。或遇明眼之醫，略啟扶陽之論，不覺彼此搖頭，左右顧盼，不待書方，而已有不服之意矣。生今之世，思欲展抱負，施薑附尚且難入，而丹藥、灼艾之說，斷乎其不可行也。）

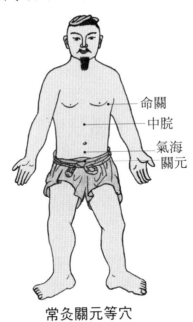

命關
中脘
氣海
關元

常灸關元等穴

住世之法

　　紹興間，劉武軍中步卒王超者，本太原人，後入重湖為盜，曾遇異人，授以黃白住世之法，年至九十，精彩腴潤。辛卯年間，岳陽民家多受其害，能日淫十女不衰。後被擒，臨刑，監官問曰：汝有異術，信乎？曰：無也，唯火力耳。每夏秋之交，即灼關元千炷，久久不畏寒暑，累日不饑。至今臍下一塊，如火之暖。豈不聞土成磚，木成炭，千年不朽，皆火之力也。死後，刑官令剖其腹之暖處，得一塊非肉非骨，凝然如石，即艾火之效耳。故《素問》云：年四十，陽氣衰而起居乏；五十體重，耳目不聰明矣；六十陽氣大衰，陰痿，九竅不利，上實下虛，涕泣皆出矣。

　　夫人之真元乃一身之主宰，真氣壯則人強，真氣虛則人病，真氣脫則人死。保命之法：灼艾第一，丹藥第二，附子第三。人至三十，可三年一灸臍下三百壯；五十，可二年一灸臍下三百壯；六十，可一年一灸臍下三百壯，令人長生不老。余五十時，常灸關元五百壯，即服保命丹、

延壽丹，漸至身體輕健，羨進飲食。六十三時，因憂怒，忽見死脈於左手寸部，十九動而一止，乃灸關元、命門各五百壯。五十日後，死脈不復見矣。每年常如此灸，遂得老年康健。乃為歌曰：

　　一年辛苦唯三百，灸取關元功力多；
　　健體輕身無病患，彭籛壽算更如何。

　　（先生三法實為保命之要訣，然上策人多畏懼而不肯行；中策古今痛掃，視為險途；若下策用之早而得其當，亦可十救其五。余遵行歷年，不無有效、有否。效則人云偶中，否則讒謗蜂起，此非薑附之過，乃予熱腸之所招也。吾徒不可以此而退縮不前，視人之將死可救而莫之救也。）

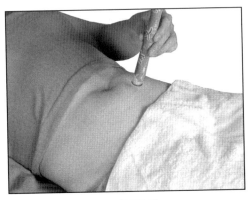

灸關元

大病宜灸

　　醫之治病用灸，如煮菜需薪，今人不能治大病，良由不知針艾故也。世有百餘種大病，不用灸艾、丹藥，如何救得性命，劫得病回？如傷寒、疽瘡、勞瘵、中風、腫脹、泄瀉、久痢、喉痹、小兒急慢驚風、痘疹黑陷等證，若灸遲，真氣已脫，雖灸亦無用矣；若能早灸，自然陽氣不絕，性命堅牢。

　　又世俗用灸，不過三五十壯，殊不知去小疾則癒，駐命根則難。故《銅人針灸圖經》云：凡大病宜灸臍下五百壯，補接真氣，即此法也。若去風邪、四肢小疾，不過三、五、七壯而已。仲景毀灸法云：火氣雖微，內攻有力，焦骨傷筋，血難復也。余觀亙古迄今，何嘗有灸傷筋骨而死者？彼蓋不知灸法之妙故而。

　　（《靈樞》論虛而至陷下，溫補無功，借冰台以起陷下之陽耳。若仲景所言微數之脈，慎不可灸。脈而至於微矣，似有似無，則真陽已漓，又至於數矣，則真陰已竭，陰陽漓竭，灸亦無益。但有炎焰而無溫存，寧不焦骨傷筋而血難

復？非毀灸也。）

　　孫思邈早年亦毀灸法，逮晚年方信，乃曰：
火灸大有奇功。昔曹操患頭風，華佗針之，應手
而癒，後佗死復發。若於針處灸五十壯，永不再
發。或曰：人之皮肉最嫩，五百之壯，豈不焦枯
皮肉乎？曰：否。已死之人，灸二三十壯，其肉
便焦，無血榮養故也。若真氣未脫之人，自然氣
血流行，榮衛環繞，雖灸千壯，何焦爛之有哉？
故治病必先別其死生，若真氣已脫，雖灸亦無用
矣。唯是膏粱之人，不能忍耐痛楚，當服睡聖
散，即昏不知痛，其睡聖散余自用灸膝神效，放
心服之，斷不誤人。

　　（以救己之心，推以救人。所謂見身說法，
其言誠真，其心誠切，其論誠千古不磨之論，無
如天下之不信何？）

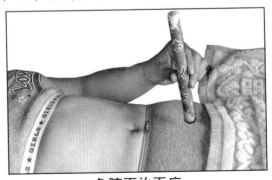

灸臍下治百病

三世扁鵲

　　醫門得岐黃血脈者，扁鵲一人而已。扁鵲，黃帝時人，授黃帝《太乙神明論》，著《五色脈診》、《三世病源》，後淳于意、華佗所受者是也。第二扁鵲，戰國時人，姓秦名越人，齊內都人，採《內經》之書，撰《八十一難》，慨正法得傳者少，每以扁鵲自比，謂醫之正派，我獨得傳，乃扁鵲再出也，故自號扁鵲。第三扁鵲，大宋竇材是也，余學《素問》、《靈樞》，得黃帝心法，革古今醫人大弊，保天下蒼生性命，常以扁鵲自任，非敢妄擬古人，蓋亦有所徵焉。

　　嘗因路過衢州野店，見一婦人遍身浮腫露地而坐。余曰：「何不在門內坐？」婦曰：「昨日蒙土地告我，明日有扁鵲過此，可求治病，我故於此候之。」余曰：「汝若聽我，我當救汝。」婦曰：「汝非醫人，安能治病？」余曰：「我雖非醫，然得扁鵲真傳，有奇方，故神預告汝。」遂與保命延壽丹十粒服之，夜間小便約去二升，五更覺饑。二次又服十五粒，點左命關穴，灸二百壯。五日後，大便下白膿五七塊，半月全安。

婦曰：「真扁鵲再生也。」

（余治數人患此症者，浮腫、喘急，臥難著席，漿粥俱不入矣。既無丹藥亦不肯灸，只用重劑薑附十餘帖，而形體復舊，飲食如常。可知人能信用溫化，即不灸亦有生機。）

想扁鵲獨倚其才，旁遊列國為同道刺死，華佗亦不傳其法，為人譖死，皆因秘而不發，招人之忌耳。余將心法盡傳於世，凡我同心肯學正傳，不妨亦以扁鵲自命可也。（舜何人哉，予何人哉，有為者亦若是。）

時醫三錯

凡陰疽及鬼邪著人，或兩眼內障，此三法皆出《內經》。

其瘡疽本於腎虛，為陰所著，寒邪滯經，根據附於骨，故爛人筋，害人性命。其法必大補腎氣，壯陽消陰，土得陽氣，自生肌肉，則元氣周流不侵骨髓矣。今則附入外科，庸醫不知，反用敗毒涼藥，致元氣虛憊而死者多矣。（親見一婦人患伏兔陰疽，形扁色白，大如覆盂，延一艮山門瘍醫，連用清火敗毒藥四劑，不待膿潰，一瀉

而死。)

　　鬼邪著人者，皆由陰盛陽虛，鬼能依附陰氣，故易而成病，若陽光盛者焉敢近之。治法大補元氣加以育神，則鬼邪自然離體。病家不知，專求符籙，此等外道決無靈驗；或假手庸醫，認為燥火，投以涼藥，或清熱化痰，致人枉死，良可悲哉。(世俗於輕淺小疾皆事巫祝，況鬼祟為殃，肯捨巫乎！加之醫用寒涼，故而癒者不易。)

　　眼生內障由於脾腎兩虛，陽光不振耳。故光之短主於脾，視物不明主乎腎。法當溫補脾腎，壯陽光以消陰翳，則目明矣。今則另立眼科以成一家之技，只用涼劑，冰損元陽，致脾腎虛衰而死。殊不知一切病證皆有《內經》正法，後人分立十三科妄名，是以識見小者，專習一科，成一偏之見，譬之大海中認一浮漚，綜理未貫，動即傷生，悲哉！

　　(余目睹京中來一太醫院官陳某，自炫能開瞽目，專以冷水冰伏，又以寒膏內陷。其人本領，實而火重者見效亦捷；若本弱元虧者，無不陰受其害。斜橋一鹽販之妻服膏半盞，腹即痛，其夫強之服盡，大吐而斃。其夫一時惶急，從樓窗躍出街心。哭叫：陳太醫藥殺我婦！百種辱累

47

及祖先，聞者無不寒心。筆此以見寒涼誤人，並信耳不信目之戒。）

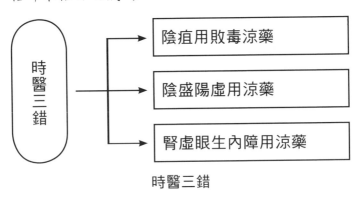

時醫三錯

時醫三錯 →
- 陰疽用敗毒涼藥
- 陰盛陽虛用涼藥
- 腎虛眼生內障用涼藥

忌用轉下

《內經》並無轉下之說，只言發散，又只言辛甘發散為陽。辛溫之藥達表則自然汗散，攻裡則自然開通。（據先生之論謂辛甘發散為陽，故表邪解而裡自和，非辛甘能攻裡也，後人當活看。）非若寒苦之藥，動人臟腑，泄人元氣也。夫巴豆、硝黃之類能直穿臟腑，非大積大聚，元氣壯實者，不敢輕用。今之庸醫不問虛實，動輒便行轉下，以泄六腑各氣，轉生他證。重則脾胃漸衰，不進飲食，肌肉消瘦而死。

又俗云：春行夏補，至秋時須服通行藥數

劑，以泄夏月積熱，此語甚訛。（俗醫慣將此數
語印人耳目。夫《內經》四時調養生長收藏之
道，與春夏養陽、秋冬養陰之法，何等圓活，而
愚人執守一說，不肯精求《靈》、《素》，良可慨
也！）夫熱在內，自然從五臟六腑及大小便中泄
出。若以涼藥泄熱，吾恐熱氣未去一分，而元氣
已衰九分。嘗觀服轉藥一劑，則有五七日飲食脾
胃不能復舊，況乎三焦暖熱方能腐熟水穀，若一
刻無火則肌膚冰冷，陽氣脫盡而死矣。故《內
經》只有沉寒痼冷之論，未有積熱純陽之說。縱
然積熱為病，一服轉下便可解救；若陰寒為病，
則四肢逆冷，死在須臾。古人立法，若狂言妄
語，逾垣上屋諸大熱證，亦要論其大便如何。數
日不出者，有燥屎也，方下之。若大便如常，即
不可下。（狂言妄語，逾垣上屋，自是熱證，然
有一種面青脈急，或面黑脈微，手足厥冷者，又
屬陰證。此係無附之陽，必死之證，若治之早或
有生者。）

　　今人於並無以上熱證，而亦概用寒涼轉下，
必欲盡去其熱，吾不知將以何為生氣？夫人身無
熱則陽氣盡矣。此河間、丹溪遺訛後世，業醫者
不可以不察此弊也。

禁戒寒涼

　　夫四百八病，大約熱者居多，寒者最少。
無怪乎河間論火，丹溪之補陰也。但泥二子之書
而不考究《內經》，墮於偏頗，害人特甚。蓋熱
病屬陽，陽邪易散易治，不死；冷病屬陰，陰
邪易伏，故令人不覺，久則變為虛寒，侵蝕臟
腑而死。（初起不覺之證，最能害人，往往輕忽
之，而一變致死者不少。）況人身之火多亦是當
然，天之六氣，火居其二。今之庸醫執壯火食氣
之說，（《內經》壯火食氣之說，猶炎暑盛而人
氣乏，相火熾而真元傷，非涼藥之治，亦非熱藥
之謂，馬元台不察此理，妄為注釋，遺訛後學不
淺。）溺於滋陰苦寒之劑，殊不知邪之中人，元
氣盛則能當之，乃以涼藥冰脫，反泄元氣，是助
賊害主也。夫涼藥不知害了多少人，若元氣稍虛
者，無不被涼藥冰敗而死，脾胃有傷，焉望其
生？如人飲熱湯及炙爆之物，從齠至髦，斷無
損人之理。《內經》言膏粱之變，止發癰疽，況
膏粱發疽者，百無一二。故知熱之養人，時刻不
可缺也。若以冷水飲人，不須三日，即為腹疼泄

瀉，脾虛胃敗矣。

故燧人立法，食必用火，萬代蒼生得以活命。俗醫大用涼劑，譬於飲人冷水，陰害黎民，良可慨也。不見當今醫家，禍及子孫甚至滅門絕後，皆學術不精之報也。

（醫者觀此切須猛省，誤用涼藥之害真實不爽，余見近代時醫專用溫平者，或延一息，終見陵替。專以寒涼攻伐，夭劄人命者，誠未見其有後也。）

要知緩急

夫病有淺深，治有緩急。（體認病情而用藥緩急合當，乃醫家第一要著。）若急病而用緩藥，是養殺人也；緩病而用急藥，是逼殺人也。庸醫遇病，不能必其何名，亦不能必其當用何藥，概以溫平試之，若緩病尚可，設遇大病則為誤不小，故名「養殺人」；若緩病投以急藥，是欲速其效，殊不知攻急則變生，所謂「逼殺人」也。（二者之誤，今世醫家比比，膽怯者蹈養殺之弊，心粗者逞逼殺之害。醫本生人，乃為殺藪，悲哉！）

余觀京師名醫呂實者，亦熟此法，但不早用，惟先用溫平藥調治，及至危篤，方議灼艾丹附等事，多不效，乃曰：「此天命也。」殊不知救挽已遲，藏氣敗絕，雖靈丹妙藥無能為矣。余親見彼治一傷寒第五日，昏睡譫語，六脈洪大，以為胃中有熱，以承氣下之，四更即死矣。六脈之大，非洪也，乃陽氣將脫，故見此耳。治以下藥，更虛其陰，則陽無所附而死速矣。若先於臍下灸三百壯，固住脾腎之氣；內服保元丹、斂陽丹，飲薑附湯，過三日，自然汗出而癒。

余治一傷寒，亦昏睡妄語，六脈弦大。余曰脈大而昏睡，定非實熱，乃脈隨氣奔也，強為之治。（先生真仁人也，強治之心，余頗有之，第以人不我信，且又礙於言訥而不肯為，究非真行仁術之人，常以此自愧。）用烈火灸關元穴，初灸病患覺痛，至七十壯遂昏睡不疼，灸至三鼓，病患開眼，思飲食，令服薑附湯。至三日後，方得元氣來復，大汗而解。（今時姑息成風，灸法難行，余嘗歎曰：人參雖救命之品，薑附尤有回陽之功，無如世人不識，俗醫痛掃，良可慨也。）余思前證，少陰病也。發昏譫語，全似陽證，若時投以承氣，豈得不死？故耳聾不呻吟，

身生赤黑靨而十指冷至腳面，身重如山，口多痰唾，時發燥熱者，皆少陰證也。仲景以耳聾繫之少陽，譫語歸之陽明，用柴胡、承氣輩誤人不少。夫但知少陽脈循脅絡耳，卻不思耳竅屬腎，以耳聾歸少陽，此仲景所未到之處也。（耳聾仲景作宗氣虛論，未嘗歸少陽。至於譫語，論中言神氣虛者多，若陽明證中不過數條而已，先生故加貶駁，未免有意索瘢。）

五等虛實

凡看病要審元氣虛實，實者不藥自癒，虛者即當服藥，灸關元穴以固性命。若以溫平藥，亦難取效，淹延時日，漸成大病。（溫平之藥，近世所尚，旁人稱其穩當，醫士習於兩歧，及至變成大病，惶急錯投，誤而又誤。總由識見不真，遂爾因循貽害。）虛病多般，大略分為五種，有平氣、微虛、甚虛、將脫、已脫之別。

平氣者，邪氣與元氣相等，正可敵邪，只以溫平藥調理，緩緩而癒，如補中益氣、小柴胡、八物湯是也；

微虛者，邪氣旺，正氣不能敵之，須服辛

溫散邪之藥,當補助元氣,使邪氣易伏,宜蓽澄茄散、全真丹、來復丹、理中丸、薑附湯之類是也;

甚虛者,元氣大衰則成大病,須用辛熱之藥,濃味之劑,大助元陽,不暇攻病也。《經》云:形不足者,溫之以氣,精不足者,補之以味,即官桂、附子、鹿茸、河車之類是也。

將脫者,元氣將脫也,尚有絲毫元氣未盡,惟六脈尚有些小胃氣,命若懸絲,生死立待,此際非尋常藥餌所能救,須灸氣海、丹田、關元各三百壯,固其脾腎。夫脾為五臟之母,腎為一身之根。故傷寒必診太谿、衝陽,二脈者即脾腎根本之脈也。此脈若存則人不死,故尚可灸,內服保元丹、大丹、保命延壽丹,或可保其性命。

(單顧脾腎,乃先生學力大有根底之論,蓋腎為先天之原,脾為後天之本,資生資始,莫不由茲,故病雖甚而二脈中有一脈未散,扶之尚可延生。)

若已脫則真氣已離,脈無胃氣,雖灸千壯,亦無用矣。(此五種證當於平時細心探討,自然隨機應變不致差訛。近世之醫多尚寒涼,專行克伐,致使平氣變虛,虛證變脫,及至三焦失運,

神氣改常，出入道乖，升降機息，而猶執邪氣未盡，火熱未除之說，朝涼暮削，不死不休，良可悲痛。）

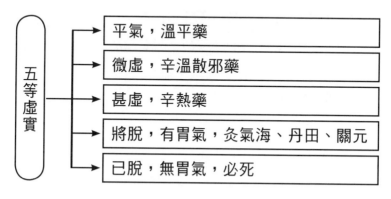

分明虛實

黃帝灸法

男婦虛勞，灸臍下三百壯。

男婦水腫，灸臍下五百壯。

陰疸骨蝕，灸臍下三百壯。

患脾瘧，灸命關五百壯。

肺傷寒，灸臍下三百壯。

氣厥、屍厥，灸中脘五百壯。

纏喉風，灸臍下三百壯。

黃黑疸，灸命關二百壯。

急慢驚風，灸中脘四百壯。

老人二便不禁，灸臍下三百壯。

老人氣喘，灸臍下三百壯。

久患腳氣，灸湧泉穴五十壯。

產後血暈，灸中脘五十壯。

暑月腹痛，灸臍下三十壯。

鬼邪著人，灸巨闕五十壯、臍下三百壯。

婦人臍下或下部出膿水，灸臍下三百壯。

婦人無故風搐發昏，灸中脘五十壯。

久患傴僂不伸，灸臍俞一百壯。

鬼魘著人昏悶，灸前頂穴五十壯。

婦人半產，久則成虛勞水腫，急灸臍下三百壯。

死脈及惡脈見，急灸臍下五百壯。

婦人產後腹脹水腫，灸命關百壯、臍下三百壯。

腎虛面黑色，灸臍下五百壯。

嘔吐不食，灸中脘五十壯。

婦人產後熱不退，恐漸成癆瘵，急灸臍下三百壯。

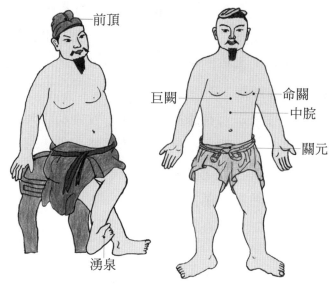

黃帝灸法取穴

扁鵲灸法

　　命關二穴在脅下宛中，舉臂取之，對中脘向乳三角取之。此穴屬脾，又名食竇穴，能接脾臟真氣，治三十六種脾病。凡諸病困重，尚有一毫真氣，灸此穴二三百壯，能保固不死。一切大病屬脾者並皆治之。蓋脾為五臟之母，後天之本，屬土，生長萬物者也。若脾氣在，雖病甚不至死，此法試之極驗。

　　腎俞二穴在十四椎兩旁各開一寸五分。凡一切大病於此灸二三百壯。蓋腎為一身之根蒂，先天之真源，本牢則不死，又治中風失音，手足不遂，大風癩疾。

　　足三里二穴在膝眼下三寸，骨外筋內宛中，舉足取之。治兩目不能視遠及腰膝沉重，行步乏力，此證須灸中脘、臍下，待灸瘡發過方灸此穴，以出熱氣自癒。

　　承山二穴，在腿肚下，挺腳趾取之。治腳氣重，行步少力。

　　湧泉二穴，在足心宛中。治遠年腳氣腫痛，或腳心連脛骨痛，或下粗腿腫，沉重少力，可灸

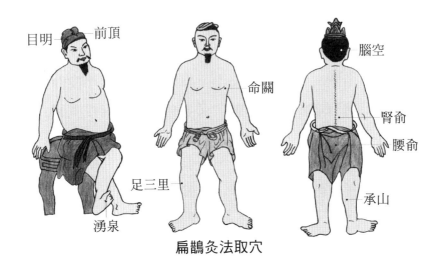

扁鵲灸法取穴

此穴五十壯。

腦空二穴，在耳尖角上，排三指盡處。治偏頭痛，眼欲失明，灸此穴七壯自癒。

目明二穴，在口面骨二瞳子上，入髮際。治太陽連腦痛，灸三十壯。

腰俞二穴，在脊骨二十一椎下。治久患風腰疼，灸五十壯。

前頂二穴，在鼻上，入髮際三寸五分。治巔頂痛，兩眼失明。

附：竇材灸法（計五十條）

1. 中風半身不遂，語言謇澀，乃腎氣虛損也，灸關元五百壯。

2. 傷寒少陰證，六脈緩大，昏睡自語，身重如山，或生黑靨，噫氣、吐痰，腹脹，足指冷過節，急灸關元三百壯可保。

3. 傷寒太陰證，身涼足冷過節，六脈弦緊，發黃紫斑，多吐涎沫，發燥熱，噫氣，急灸關元、命關各三百壯。

傷寒惟此二證害人甚速，仲景只以舌乾口燥為少陰，腹滿自利為太陰，餘皆歸入陽證條中，

故致害人。然此二證若不早灸關元以救腎氣，灸命關以固脾氣，則難保性命。蓋脾腎為人一身之根蒂，不可不早圖也。（舌乾口燥乃少陰本熱之證，仲景以大承氣急下，但此理非身登仲景之堂者不能知，非神於仲景之法者不能用。蓋火熱亢盛不用承制，則燎原之害熾而生化之機息，可不畏哉！設本熱假而標陰伏，誤用承氣立見危亡矣。先生灸法真保命全生之要，業醫之士切須審察，不可魯莽而行之也。仲景蓋以氣化而用承氣，若涉形藏，別有治法，不可混辟。）

4. 腦疽發背，諸般疔瘡惡毒須灸關元三百壯以保腎氣。

5. 急喉痹、頤粗、頷腫、水穀不下，此乃胃氣虛風寒客肺也，灸天突穴五十壯。（穴在結喉下四寸。）

6. 虛勞咳嗽，潮熱，咯血吐血六脈弦緊，此乃腎氣損而欲脫也，急灸關元三百壯，內服保元丹可保性命。若服知柏歸地者，立死。蓋苦寒重損其陽也。（虛勞而致六脈弦緊，即是腎氣損脫。乃今之醫治虛勞者，脈至微細急疾，尚用寒涼，真視人如草芥也，此種人不知作何結果。）

7. 水腫膨脹，小便不通，氣喘不臥，此乃

脾氣大損也，急灸命關二百壯以救脾氣，再灸關元三百壯以扶腎水，自運消矣。

8. 脾泄注下，乃脾腎氣損，二三日能損人性命，亦灸命關、關元各二百壯。

9. 休息痢下五色膿者，乃脾氣損也，半月間則損人性命，亦灸命關、關元各三百壯。

10. 霍亂吐瀉，乃冷物傷胃，灸中脘五十壯，若四肢厥冷，六脈微細者，其陽欲脫也，急灸關元三百壯。

11. 瘧疾乃冷物積滯而成，不過十日、半月自癒。若延綿不絕乃成脾瘧，氣虛也，久則元氣脫盡而死，灸中脘及左命關各百壯。

12. 黃疸眼目及遍身皆黃，小便赤色，乃冷物傷脾所致，灸左命關一百壯，忌服涼藥。若兼黑疸乃房勞傷腎，再灸命關三百壯。

13. 翻胃，食已即吐，乃飲食失節，脾氣損也，灸命關三百壯。（命關當做命門）

14. 屍厥不省人事，又名氣厥，灸中脘五十壯。

15. 風狂妄語，乃心氣不足，為風邪客於包絡也，先服睡聖散，灸巨闕穴七十壯，灸瘡發過，再灸三里五十壯。

16. 脅痛不止，乃飲食傷脾，灸左命關一百壯。

17. 兩脅連心痛，乃恚怒傷肝脾腎三經，灸左命關二百壯，關元三百壯。

18. 肺寒胸膈脹，時吐酸，逆氣上攻，食已作飽，困倦無力，口中如含冰雪，此名冷勞，又名膏肓病。乃冷物傷肺，反服涼藥，損其肺氣，灸中府二穴各二百壯。

19. 咳嗽病，因形寒飲冷，冰消肺氣，灸天突穴五十壯。

20. 久嗽不止，灸肺俞二穴各五十壯即止。

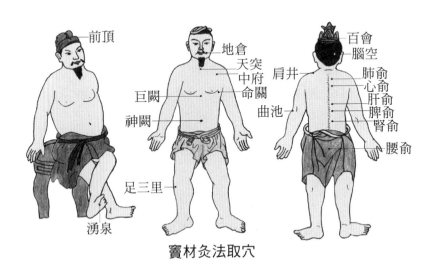

竇材灸法取穴

若傷寒後或中年久嗽不止，恐成虛勞，當灸關元三百壯。

21. 癘風，因臥風濕地處，受其毒氣，中於五臟，令人面目壟起如黑雲，或遍身如錐刺，或兩手頑麻，灸五臟俞穴。先灸肺俞，次心俞、脾俞，再次肝俞、腎俞，各五十壯，週而復始，病癒為度。

22. 暑月發燥熱，乃冷物傷脾胃腎氣所致，灸命關二百壯。或心膈脹悶作疼，灸左命關五十壯。若作中暑服涼藥即死矣。

23. 中風病，方書灸百會、肩井、曲池、三里等穴多不效，此非黃帝正法。灸關元五百壯，百發百中。

24. 中風失音，乃肺腎氣損，金水不生，灸關元五百壯。

25. 腸癖下血，久不止，此飲食冷物損大腸氣也，灸神闕穴三百壯。

26. 虛勞人及老人與病後大便不通，難服利藥，灸神闕一百壯自通。

27. 小便下血，乃房事勞損腎氣，灸關元二百壯。

28. 砂石淋，諸藥不效，乃腎家虛火所凝

也，灸關元三百壯。

29. 上消病，日飲水三五升，乃心肺壅熱，又吃冷物，傷肺腎之氣，灸關元一百壯，可以免死。或春灸氣海，秋灸關元三百壯，口生津液。

30. 中消病，多食而四肢羸瘦，困倦無力，乃脾胃腎虛也，當灸關元五百壯。

31. 腰足不仁，行步少力，乃房勞損腎，以致骨痿，急灸關元五百壯。

32. 昏默不省人事，飲食欲進不進，或臥或不臥，或行或不行，莫知病之所在，乃思慮太過，耗傷心血故也，灸巨闕五十壯。

33. 脾病致黑色萎黃，飲食少進，灸左命關五十壯。或兼黧色，乃損腎也，再灸關元二百壯。

34. 賊風入耳，口眼歪斜，隨左右灸地倉穴五十壯，或二七壯。

35. 耳葉焦枯，面色漸黑，乃腎勞也，灸關元五百壯。

36. 中年以上之人，口乾舌燥，乃腎水不生津液也，灸關元三百壯，若誤服涼藥，必傷脾胃而死。

37. 中年以上之人，腰腿骨節作疼，乃腎氣

虛憊也，風邪所乘之證，灸關元三百壯。若服辛溫除風之藥，則腎水愈涸，難救。

38. 腿間發赤腫，乃腎氣風邪著骨，恐生附骨疽，灸關元二百壯。

39. 老人滑腸困重，乃陽氣虛脫，小便不禁，灸神闕三百壯。

40. 老人氣喘，乃腎虛氣不歸海，灸關元二百壯。

41. 老人大便不禁，乃脾腎氣衰，灸左命關、關元各二百壯。

42. 兩眼昏黑，欲成內障，乃脾腎氣虛所致，灸關元三百壯。

43. 瘰癧，因憂鬱傷肝，或食鼠涎之毒而成，於瘡頭上灸三七壯，以麻油潤百花膏塗之，灸瘡發過癒。

44. 破傷風，牙關緊急，項背強直，灸關元穴百壯。

45. 寒濕腰痛，灸腰俞穴五十壯。

46. 行路忽上膝及腿如錐，乃風濕所襲，於痛處灸三十壯。

47. 腳氣少力或頑麻疼痛，灸湧泉穴五十壯。

48. 頑癬浸淫或小兒禿瘡，皆汗出入水，濕淫皮毛而致也，於生瘡處隔三寸灸三壯，出黃水癒。

凡灸大人，艾炷須如蓮子，底闊三分，灸二十壯後卻減一分，務要緊實。若灸四肢及小兒，艾炷如蒼耳子大；灸頭面，艾炷如麥粒子大。其灰以鵝毛掃去，不可口吹。如癲狂人不可灸，及膏粱人怕痛者，先服睡聖散，然後灸之。一服只可灸五十壯，醒後再服、再灸。

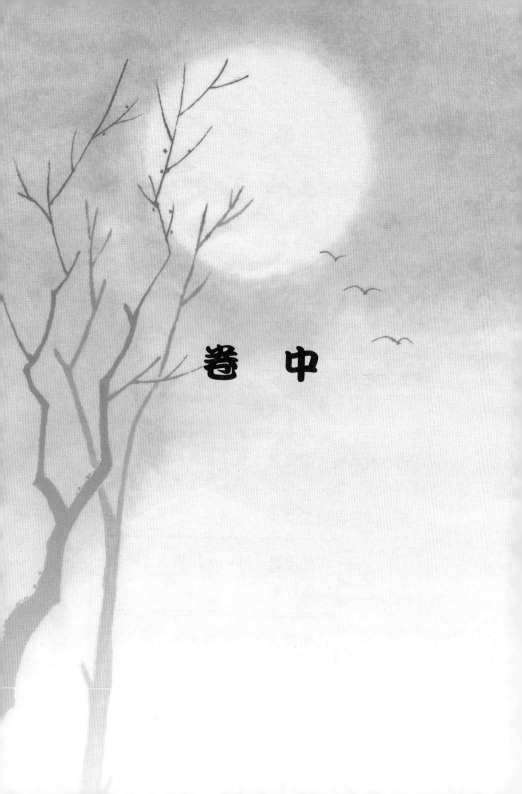

卷 中

傷　寒

　　傷寒六脈浮緊，呻吟不絕，足指溫者，陽也。忌服涼藥，恐變為陰，害人性命。至六日發煩躁，乃陰陽換氣，欲作汗也，服當歸茯苓散，汗出而癒。六脈緊大，或弦細，不呻吟，多睡耳聾，足指冷，肢節痛，發黃，身生赤黑靨，時發噫氣，皆陰也，灸關元三百壯，服金液丹、薑附湯，過十日半月，出汗而癒。若不早灸，反與涼藥者，死。

　　（辨別陰陽不止於此，然熟體此二條則治傷寒證誤謬亦少。其灸法雖不能遍行，若貧家無力而遇難起之病，不能備參藥，勉告以灸能活命，倘肯依從，未必非仁術之一端。余每見時疫盛行之際，鄉陬死者比戶，心切憐之，倘盡心力併合

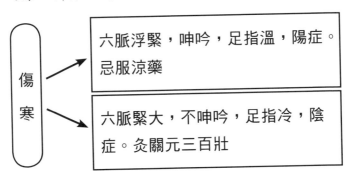

傷寒

六脈浮緊，呻吟，足指溫，陽症。忌服涼藥

六脈緊大，不呻吟，足指冷，陰症。灸關元三百壯

丹藥以濟之，不特己身蒙福，子孫亦必昌大。)

　　若吐逆而心下痞，灸中脘五十壯。若微微
發顫者，欲作汗，服薑附湯而癒。若少年壯實之
人，傷寒至五六日，發狂逾垣上屋，胃中有積熱
也，服大通散，輕者知母散亦癒。

傷寒四經見證

　　傷寒只有四經，無少陽、厥陰二經。夫寒
之中人，如太陽主皮毛，故寒邪先客此經；陽明
主胃，凡形寒飲冷則傷之；太陰主脾，凡飲食失
節，過食寒物則傷之；少陰主腎，寒水喜歸本經
也。故傷寒只有四經，若少陽、厥陰主肝膽，如
憂思喜怒方得傷之，寒病最少。如耳聾囊縮者，
少陰也，寒熱口苦，乃陽病也，此四證俱不宜用
寒涼藥也。

　　(言無少陽厥陰二經，非通論也。時醫見寒
熱口苦，耳聾脅痛，乾嘔吐逆，不辨陰陽，不審
虛實，動云少陽，首尾小柴胡和解以為穩妥，不
知虛陽提越，內陰愈甚，變為躁擾不安，胸膈痞
悶，口渴譫妄，脈體弦急。更云內熱已深，輕則
瀉心、白虎，重則陷胸、承氣，不至冰脫不已。

至若厥陰，標陰本風，中見火化，證來錯雜，人
多不識，誤死者多矣。）

太陽見證

太陽寒水，內屬膀胱，故脈來浮緊，外證頭
疼發熱，腰脊強，惟服平胃散，至六七日，出汗
而癒。蓋胃氣不虛，傳遍經絡自癒也。仲景以為
陽證，乃與涼藥隨經而解，反攻出他病，甚者變
為陰證，六脈沉細，發厥而死，急灸關元，乃可
復生。如本經至六七日發戰者，欲作解而陽氣少
也，服薑附湯出汗而癒。

（仲景圓機活法，論中救誤者甚多，何嘗
能誤人哉！其誤人者，乃後人誤用仲景法而誤之
耳，於仲景何尤？）

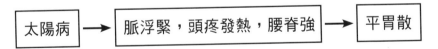

太陽病 → 脈浮緊，頭疼發熱，腰脊強 → 平胃散

陽明見證

陽明燥金內屬於胃，六脈浮緊而長，外證目
痛發熱，手足溫，呻吟不絕，服當歸柴胡湯、平

胃散。仲景反言熱深厥亦深，此誤也。若果發昏厥，兩目枯陷不能升者，急灸中脘五十壯，漸漸省人事，手足溫者生，否則死。

（仲景厥陰證中，有厥熱多寡之論，不過驗邪正之進退，察陰陽之消長，示人為治之活法，無偏無倚，何誤之有？）

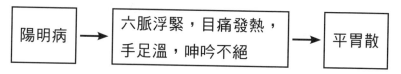

陽明病 → 六脈浮緊，目痛發熱，手足溫，呻吟不絕 → 平胃散

太陰見證

太陰濕土，內屬於脾，其脈弦緊，外證不呻吟，四肢不痛，身不甚熱，時自汗自利，手足冷，多痰唾，服保元丹、薑附湯，十日後汗出而癒。（此證溫治若早，愈亦甚速，稍不審察，害人亦易。）又一證發黃生紫斑，咽乾燥噫氣者，此名陰燥、陰黃，服鐘乳粉，十日後汗出而癒。庸醫或誤認陽證，涼之即死。

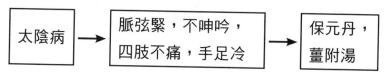

太陰病 → 脈弦緊，不呻吟，四肢不痛，手足冷 → 保元丹，薑附湯

少陰見證

少陰君火，內屬於腎，其脈弦大，外證肢節不痛，不呻吟，但好睡，足指冷，耳聾、口乾，多痰唾，身生赤黑靨，時發噫氣，身重如山，煩躁不止。急灸關元三百壯，內服保元丹、薑附湯，過十日汗出而癒。若作陽證，誤服涼藥，以致發昏譫語，循衣摸床，吐血脈細，乃真氣虛，腎水欲涸也。仲景反曰：急下之，以救腎水，此誤也。真氣既虛，反用涼藥，以攻其裡，是促其死也。急灸關元三百壯，可保無虞。

（少陰本熱標寒而又中見太陽，本熱之證，固不易治，況標陰為病，千頭萬緒，變態百出，令人接應不暇。然只在初時體察真切，用灸用溫，亦非難事。良由初著一錯，貽誤到底，害人不少。至若無本熱，而又無中見之太陽，一派陰寒，必死無疑。或速灸關元，重投丹附，亦在於覺之早，庶望其生。少陰誤治而變諸敗逆證，誠為費手。先生之論，專屬形臟，故尚溫補；仲景之論，惟言氣化，故主承制。然論中用溫者多，下者不過數條而已，況標本氣化，今古難明，非

神於仲景之法者不能，倘於急下證而誤溫，殺人反掌；急溫證而誤下，冤沉海底。嗟！嗟！醫之為道誠難矣。）

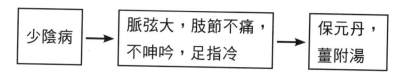

傷風傷寒

脈浮為風，脈緊為寒，仲景分為兩途，故有麻黃、桂枝之說，此誤也。然傷寒乃太陽本氣受傷，不可大汗，但服薑附湯自癒，不必穿鑿他求，以為精也。

（浮風緊寒，古人通論，解肌發表，定法難磨，仲景不可訾也。至若緊而勁急，或微，或沉，神志稍失其常，形氣不能振作，則先生之法斷不可緩。傷風輕淺之證，初起咽疼喉痛，鼻中火出，此風邪外傷毛腠，抑遏陽氣，故現此耳。醫者不明，誤用寒涼，馴致重大。）

挾食冷物

脈沉為胃氣寒，緊為冷氣盛，滑則食不消。其證頭痛、發熱、嘔吐、心下痞，時或腹痛，服丁香丸、來復丹；若冷物不消，蓽澄茄散；胃虛者，平胃散、理中丸。

中　濕

三四月間，人感潮濕之氣，名曰濕病；或六七月，大雨時行，恣飲冰水冷物，亦名中濕，則令人寒熱自汗。陽則脈緊，肢節痛，足指溫，服朮附湯；陰則脈沉而緊，肢節不痛，身涼自利，足指冷，服薑附湯。不可發汗，汗則必發煩躁，虛汗不止，或發黃腫。若服涼藥，則泄瀉而死。（先生於此證雖分陰陽，而用附子則一。今人於六七月之交，不辨是寒、是濕，或陰、或陽，動輒云暑，專用寒涼，及至發腫泄瀉，而猶云暑毒未清，又行攻下，不至醫殺不止，實可痛心。）

```
┌────────┐   ┌──────────────────────┐   ┌────────┐
│溫病中濕│ → │陽則脈緊，肢節痛，足指溫│ → │薑附湯│
│        │   │陰則脈沉，肢節不痛，足指冷│   │        │
└────────┘   └──────────────────────┘   └────────┘
```

陰　毒

　　或腎虛人，或房事後，或胃發冷氣，即腹痛煩躁，甚者囊縮，昏悶而死。急灸關元一百壯，內服薑附湯、保元丹，可救一二。若遲則氣脫，雖灸亦無益矣。（審證的確，即當速救，不可因循，致歸絕路。）

老人傷寒

　　切忌發汗及吐下，蓋元氣盛則邪不能為害，傳遍經絡自癒。仲景不敢補，反攻邪氣，致正氣受傷，誤人多矣。凡遇此證，只用薑附湯多服，自然解散。（元虛而受攻傷正，何必老人，仲景醫之聖者，寧不知此？）

陰陽換氣

　　凡傷寒陽證欲作汗，陰證已加灸，真元欲復，與邪氣分爭，必發寒戰，鼻衄昏迷，牙關微緊，四肢微厥，乃陰陽換氣也。一二時辰，自然

腋下汗出而癒。（陰陽換氣，即今之所謂戰汗，
須預告病家，令其不必驚駭，否則合室倉惶，讒
言蜂起，彼時一劑誤投，遂有生死之判。）

傷寒譫語

凡傷寒譫語，屬少陰，仲景屬陽明誤也。陽
明內熱必發狂，今止譫語，故為少陰。（仲景皆
指神虛，未嘗不屬少陰也。）急灸關元三百壯，
若灸後仍不止者死。

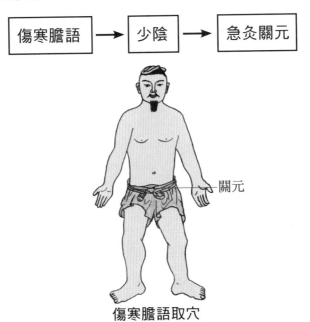

傷寒譫語取穴

傷寒衄血

凡鼻衄不過一二盞者，氣欲和也，不汗而癒。若衄至升斗者，乃真氣脫也，針關元入三寸，留二十呼，血立止；再灸關元二百壯，服金液丹。不然恐成虛勞中滿。（當解、當清、當溫、當補，審證施治，庶幾無誤。）

勞　復

傷寒瘥後，飲食起居勞動則復發熱。其候頭痛、身熱、煩躁，或腹疼，脈浮而緊，此勞復也。服平胃散、分氣丸，汗出而癒。

若連服三四次不除者，此元氣大虛故也，灸中脘五十壯。（勞復證仲景數方，用須斟酌，第一須審邪氣之有無，辨寒熱之多寡，以施治則無誤矣。）

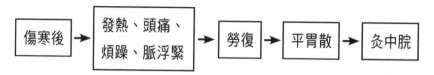

汗後大便下赤水或膿血

此乃胃中積熱未除，或服丹附而致，宜服黃連當歸芍藥湯；下膿者，如聖餅化積而癒。《經》云：熱雖甚不死，若陰氣盛則殺人於頃刻，戒之。（熱藥之過，一涼可解，涼藥之誤，十熱難瘳。又積熱易解而易治，沉陰難癒而難明，臨證之工大宜體認。）

汗後發噎

由於脾腎虛弱，冷氣上奔也，服薑附湯、來復丹。（此症當是發呃，若噎證無死人之理，觀後二案可見。）

治驗：一人傷寒至八日，脈大而緊，發黃，生紫斑，噎氣，足指冷至腳面，此太陰證也，最重難治。為灸命關五十壯、關元二百壯，服金液丹、鐘乳粉，四日汗出而癒。

一人患傷寒至六日，脈弦緊，身發黃，自汗，亦太陰證也。先服金液丹，點命關穴。病患不肯灸，傷寒唯太陰、少陰二證死人最速，若不

早灸，雖服藥無效。不信，至九日瀉血而死。
（不聽良言，往往至此，及至證變而下血，俗醫
猶謂硫黃熱迫，痛為排擠，反用寒涼以下石，至
死眾口呶呶，總咎熱藥之害，婆心遭謗，不一而
足，然有天道，何恤人言。）

　　一人病傷寒至六日，微發黃，一醫與茵陳
湯。次日，更深黃色，遍身如梔子，此太陰證誤
服涼藥而致肝木侮脾。余為灸命關五十壯，服金
液丹而癒。（傷寒發黃，雖有陰陽之異，然脾家
陰濕而為陰黃者多，不可不知。）

　　一人患傷寒，初起即厥逆，脈一息八九至，
諸醫以為必死，余曰：乃陰毒也，與薑附湯一
盞，至半夜，汗出而癒。若以脈數為熱，下涼
藥，必死無疑。（俗醫視此，必以為痧證，禁服
官料藥，專行刺，縱飲冷水，不致冰脫不已。）

肺傷寒

　　肺傷寒一證，方書多不載，誤人甚多，與
少陰證同，但不出汗而癒。每發於正二臘月間，
亦頭疼，肢節痛，發熱惡寒，咳嗽脈緊，與傷寒
略同，但多咳嗽耳。不宜汗，服薑附湯，三日

而癒。若素虛之人，邪氣深入則昏睡譫語，足指冷，脈浮緊，乃死證也。急灸關元三百壯，可生，不灸必死，服涼藥亦死，蓋非藥可療也。（肺傷寒之證，今人多認為重傷風，非溫平誤事，即寒涼殺人。余於此證略有分曉，然不免因人檢點，苟遇知己用之無疑，應酬通治，不過薑甘桂辛而已。設概用薑附，往往遭人謗毀。）

治驗：一人患肺傷寒，頭痛發熱，惡寒咳嗽，肢節疼，脈沉緊，服華蓋散、黃蓍建中湯，略解。至五日，昏睡譫語，四肢微厥，乃腎氣虛也。灸關元百壯，服薑附湯，始汗出癒。（此證與雍正六年自春徂夏時氣大同，時俗皆禁服藥，藥則有誤，不知非藥誤人，乃庸人不明此理，妄投涼藥之誤耳。苟具隻眼，焉得有誤。）

疽　瘡

有腰疽、背疽、腦疽、腿疽，雖因處以立名，而其根則同。方書多用苦寒敗毒之藥，多致剝削元氣，變為陰疽，侵肌蝕骨，潰爛而亡。不知《內經》云：脾腎氣虛，寒氣客於經絡，血氣不通，著而成疾。若真氣不甚虛，邪氣不得內

陷，則成癰。蓋癰者，壅也。血氣壅滯，故大而高起，屬陽易治。若真氣虛甚，則毒邪內攻，附貼筋骨，則成疽。蓋疽者，阻也。邪氣深而內爛，阻人筋骨，屬陰難治。其始發也，必憎寒、壯熱，急服救生湯五錢，再服全好。甚者，即於痛處，灸三五壯。（陰疽即三五十壯，亦不為過。）如痛者屬陽，易治。若不痛，乃疽瘡也，急服保元丹以固腎氣。若用涼轉藥，則陽變為陰，或不進飲食而死，急灸關元可生。

（近世瘍醫，只記一十三味方，不問邪之深淺，感之重輕，頂之起不起，色之紅不紅，不辨五美，不審七惡，概用此方，更加涼解。即見純陰冷毒，而猶云半陰半陽，總以發散解毒為良法，及至寒涼冰伏，尚云毒盛內攻；或見神情躁擾，終認火熱未清。小證變大，淺證變深，若遇大證，未有不受其害者。世謂外科拉折腿，醫亦不盡然。人之無良，亦或有之，其餘實由學問未精，識證不確，陰陽錯亂，虛實混淆，變證之來，全然不曉，有似故意害人，其實非本心也。）

治驗：一人病腦疽六日，危篤不進飲食。余曰：年高腎虛，邪氣滯經也。令服救生湯，即刻減半，夜間再進一服全安。

一人忽患遍身拘急，來日陰囊連莖腫大如斗，六脈沉緊。余曰：此陰疽也，幸未服解毒涼藥，若服之，則莖與睪丸必皆爛去而死。急令服救生湯五錢，又一服全安。

一老婦腦後作痛，憎寒拘急。余曰：此欲發腦疽也。急服救生湯三服痊癒。

（余治一婦，新產深居密室，頭面遍體生札馬疔，外科與清火敗毒藥二劑，立時消去，其家甚喜。次日胸中氣悶，渴燥不已，神氣異常。至晚腹痛泄瀉，身熱體倦，嘔惡不食。瘍醫云暑毒內攻，更與連梔涼劑，煎訖將進。適余至，診其脈空散無根，一息七八至，乃裡虛毒陷也，即以異功加薑附飲之。次日，瀉止，神清，食粥不嘔。又一劑而札馬疔仍復發出，亦不如前之痛苦矣。夫札馬疔小疾耳，涼解一誤，尚變脫陷，況大毒乎！記此以為瘍醫寒涼之戒，精方脈者，亦不可不明此理。）

凡一切癰疽發背，疔瘡乳癰癧毒，無非寒邪滯經，只以救生湯服之，重者減半，輕者全安，百發百中。

喉痹

此病由肺腎氣虛，風寒客之，令人頤頷粗腫，咽喉閉塞，湯藥不下，死在須臾者，急灌黃藥子散，吐出惡涎而癒。此病輕者治肺，服薑附湯，灸天突穴五十壯亦好；重者服鐘乳粉，灸關元穴，亦服薑附湯。

治驗：一人患喉痹，痰氣上攻，咽喉閉塞，灸天突穴五十壯，即可進粥，服薑附湯，一劑即癒，此治肺也。

一人患喉痹，頤頷粗腫，粥藥不下，四肢逆冷，六脈沉細。急灸關元穴二百壯，四肢方暖，六脈漸生，但咽喉尚腫，仍令服黃藥子散，吐出稠痰一合乃癒，此治腎也。

一人患喉痹，六脈細，余為灸關元二百壯，六脈漸生。一醫曰：此乃熱證，復以火攻，是抱薪救火也。遂進涼藥一劑，六脈復沉，咽中更腫。醫計窮，用尖刀於腫處刺之，出血一升而癒。蓋此證忌用涼藥，痰見寒則凝，故用刀出其肺血，而腫亦隨消也。

（先生治肺治腎之法，千古卓見。況咽喉

之證，風火為患，十有二三，肺腎虛寒，十有八九。喉科不明此理，一味寒涼，即有外邪亦致冰伏，若元本虧損，未有不閉悶致死者。所以咽喉妙法，第一開豁痰涎，痰涎既湧，自然通快，然後審輕重以施治，薑附、灼艾，誠為治本之法，但人多畏之而不肯用耳。然當危急時，亦不可避忌，強為救治，亦可得生也。至於刺法，亦須知之。

雍正四年，咽喉證甚行。友人之子沈禮庭亦患喉痺，次日即爛。予診其兩寸無力，兩尺空散，乃陰虛火動，以七味丸作湯與服一劑，證雖未減而痛勢少緩。鄰家強其延喉科視之，彼醫笑予動輒用熱藥，不知此乃陽明熱甚證，火性急速，故一日而喉即腐潰，豈可用溫補劑耶！乃投白虎二劑，服未半而神氣改常，語言錯亂，甚至顛倒不眠。其家惶急，復延余。余診其脈亂而八九至，余曰：果病陽明燥火，石膏實為良劑。

今係無根之焰，而妄用白虎，使胃絡陷下而不能上通，故心神失守。以歸脾湯加桂飲之，甫一劑而神恬脈靜矣。噫！彼喉科一無學之人，妄為評品大方，亂投湯藥，幾至殺人，亦愚矣。）

虛　勞

　　此病由七情六慾損傷脾腎，早尚易治，遲則難癒，必用火灸方得回生。若用溫平藥及黃耆建中、鱉甲飲之類，皆無益於病，反傷元氣。其證始則困倦少食，額上時時汗出，或自盜汗，口乾咳嗽，四肢常冷，漸至咳吐鮮血，或咯血多痰，蓋腎脈上貫肝隔，入肺中，腎既虛損，不能上榮於肺，故有是病，治法當同陰證治之。先於關元灸二百壯以固腎氣，後服保命延壽丹或鐘乳粉，服三五兩，其病減半，一月全安。若服知柏、地黃、當歸之屬，重傷脾腎，是促其死也，切忌房事。然此病須早灸，遲則無益，丹藥亦不受矣，服之反發熱煩，乃真脫故也。若童男女得此病，乃胎秉怯弱，宜終身在家，若出嫁犯房事，再發必死。

　　治驗：一人病咳嗽，盜汗，發熱，困倦，減食，四肢逆冷，六脈弦緊，乃腎氣虛也。先灸關元五百壯，服保命延壽丹二十丸，鐘乳粉二錢。間日服金液丹百丸，一月全安。

　　一人病咳嗽，證脈與上條同，但病患怕灸，

只服延壽丹五十粒，金液丹百粒，鐘乳粉二兩，五日減可，十日脈沉緩，乃真氣復也。仍服前藥，一月全安。蓋此病早治，不灸亦可，遲必加灸，否則難治。

一幼女病咳嗽，發熱，咯血，減食。先灸臍下百壯，服延壽丹、黃蓍建中湯而癒。戒其不可出嫁，犯房事必死。過四年而適人，前病復作。余曰：此女胎稟素弱，只宜固守終老。不信余言，破損天真，元氣將脫，不可救矣。強餘丹藥服之，竟死。

一人額上時時汗出，乃腎氣虛也，不治則成癆瘵，先灸臍下百壯，服金液丹而癒。

一人夜多虛汗，亦腎氣虛也，服全真丹、黃蓍建中湯而痊。

一婦人產後虛汗不止，乃脾腎虛也，服金液丹、全真丹、當歸建中湯而癒。凡童男女秉氣虛、多汗者，亦同此治。

一人每日四五遍出汗，灸關元穴亦不止，乃房事後飲冷傷脾氣，復灸左命關百壯而癒。

一婦人傷寒瘥後轉成虛勞，乃前醫下冷藥，損其元氣故也。病患發熱咳嗽，吐血少食，為灸關元二百壯，服金液、保命、四神、鐘乳粉，一

月痊癒。

（脾腎者先後天之本與元也，虛勞之病雖有五臟之殊，其原皆由於脾腎受病，而脾腎之治殊難見效，不知腎之元於生陽，脾之本於焦火，溫溫不息，元本日充，自然真水流行，津液四布，神精內守，煙焰不生，五臟無偏頗之虞，水火有交濟之益，何難治之有哉！奈何世人不察，慣用寒涼不敗不已。

間有知脾腎之當保者，不過玉竹、沙參、生脈、六味溫平之劑而已，知先生之法者有幾人哉！但恨起石無真，鐘乳多偽，合丹救濟亦屬徒然，惟有艾火庶可求全，人又不肯耐疼忍痛，應名數痏，此證之獲癒者，所以千百而無一二也。

余具熱腸，動違庸俗，明知難起之疾，勉投桂附，十中亦起一二，其終不癒者，不免多口之來，余亦無庸置辨。彼蒼者天，諒能默鑒予救世之衷也。因略舉治癒數人，附記於後，以為吾黨型式，俾知溫補之可以活人，而不為流俗所惑，不因讒毀縮手也。

友人沈蔭昌兄，因患伏兔疽，膿血過多，有傷元本，變為虛勞，服滋陰劑過多，喘急吐血，飲食少進。余診之脈弦急有七八至，面色純青，

喘咳氣急，臥難著席，身熱汗出，涎沫不收，虛脫之證已悉見矣。又貧乏無力用參，乃予建中，重投著桂，一服而喘定安眠，涎沫與血俱減大半。第病久而脾腎過傷，胃氣難復，投桂附加參錢許，月餘而痊。

王在庭之室，病虛勞十餘載，喘促吐沫，嘔血不食，形體骨立，諸醫束手，延余診視，見其平日之方皆滋陰潤肺，溫平之劑。余曰：以如是之病，而乃用如是之藥，自然日趨鬼趣，焉望生機？獨不思仲景云咳者則劇，數吐涎沫，以脾虛也。又昔賢云：腎家生陽，不能上交於肺則喘；又云：脾虛而肺失生化之原則喘。今脾腎敗脫用藥如此，焉望其生？乃重投參薑附等二劑而喘定，緣泄瀉更甚，再加苨蔻十餘劑而病減十七。又灸關元，因畏痛只灸五十壯，迄今十餘年而形體大健矣。

一中年婦，夜熱咳嗽，本小疾耳，為張李二醫合用滋陰退熱藥月餘，致面青脈急，喘促，吐血嘔沫日數升，飲食不進，二醫束手復而不治，余為重用參附十餘劑而安。此非其本原受虧，乃藥誤所致，故收功易也。）

中　風

　　此病皆因房事、六慾、七情所傷。真氣虛為風邪所乘，客於五臟之俞，則為中風偏枯等證。若中脾胃之俞，則右手足不用；中心肝之俞，則左手足不用。大抵能任用，但少力麻痹者為輕，能舉而不能用者稍輕，全不能舉動者最重。邪氣入臟則廢九竅，甚者卒中而死。入腑則壞四肢，或有可癒者。治法：先灸關元五百壯，五日便安。次服保元丹一二斤，以壯元氣；再服八仙丹、八風湯則終身不發。若不灸臍下，不服丹藥，雖癒不過三五年，再作必死。

　　然此證最忌汗、吐、下，損其元氣必死。大凡風脈，浮而遲緩者生，急疾者重，一息八九至者死。

　　（中風之證，古方書雖有中臟、中腑、中經脈之別，然其要不過閉證與脫證而已。閉證雖屬實，而虛者不少，或可用開關通竅、行痰疏氣之劑。關竅一開，痰氣稍順，急當審其形藏，察其氣血而調治之。更視其兼證之有無，虛實之孰勝，或補或瀉；再佐以先生之法，庶幾為效速，

而無癱廢難起之患矣。至若脫證，唯一於虛，重劑參附或可保全，然不若先生之丹艾為萬全也。予見近時醫家，脫證已具三四，而猶云有風有痰，雖用參附而必佐以秦艽、天麻、膽星、竹瀝冰陷疏散。是誠不知緩急者也，烏足與論醫道哉。）

治驗：一人病半身不遂，先灸關元五百壯，一日二服八仙丹，五日一服換骨丹，其夜覺患處汗出，來日病減四分，一月痊癒。再服延壽丹半斤，保元丹一斤，五十年病不作。千金等方，不灸關元，不服丹藥，惟以尋常藥治之，雖癒難久。

一人患左半身不遂，六脈沉細無力。余曰：此必服峻利之藥，損其真氣，故脈沉細。病者云：前月服捉虎丹，吐涎二升，此後稍輕，但未痊癒耳。余歎曰：中風本因元氣虛損，今服吐劑，反傷元氣，目下雖減，不數日再作不復救矣。不十日果大反覆，求治於余，雖服丹藥竟不能起。

癩　風

此證皆因暑月仰臥濕地，或房勞後入水冒

90

風而中其氣。令人兩目壅腫，云頭斑起，或肉中如針刺，或麻痹不仁，腫則如癮疽，潰爛筋骨而死。若中肺俞、心俞，名曰肺癩易治，若中脾、肝、腎俞，名曰脾肝腎癩難治。世傳醫法，皆無效驗。黃帝正法：先灸肺俞二穴，各五十壯，次灸心俞，次脾俞，次肝俞，次腎俞，如此週而復始，痊癒為度。內服胡麻散、換骨丹各一料。然平人只灸亦癒，若爛見筋骨者難治。

　　（《經》云：脈風成為癩。蓋風之中人，善行而數變，今風邪留於脈中，淹纏不去而癩風成矣。其間有傷營、傷衛之別：傷營者，營氣熱，其氣不清，故使鼻柱壞而色敗，皮膚瘍潰；傷衛者，風氣與太陽俱入行於脈俞，散於分肉之間，與衛氣相犯，其道不利，故使肌肉而有癩。此證感天地毒癩濁惡之氣，或大醉房勞，或山嵐瘴氣而成。毒在氣分則上體先見，毒在血分則下體先見，氣血俱受則上下齊見。更須分五臟之毒：肺則皮生白屑，眉毛先落；肝則面發紫泡；腎則腳底先痛，或穿脾則遍身如癬；心則雙目受損。此五臟之毒，病之重者也。

　　又當知五死之證，皮死麻木不仁，肉死割刺不痛，血死潰爛目癩，筋死指甲脫落，骨死鼻柱

崩壞。此五臟之傷，病之至重者，難治。若至音啞目盲更無及矣。）

治驗：一人面上黑腫，左耳下起雲紫如盤蛇，肌肉中如刀刺，手足不知痛。詢其所以，因同僚邀遊醉臥三日，覺左臂黑腫如蛇形，服風藥漸減，今又發。余曰：非風也，乃濕氣客五臟之俞穴。前服風藥，乃風勝濕，故當暫好，然毒根未去。令灸腎俞二穴各百壯，服換骨丹一料，痊癒，面色光潤如故。

一人遍身赤腫如錐刺，余曰：汝病易治。令灸心俞、肺俞四穴各一百壯，服胡麻散二料而

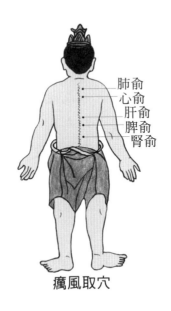

肺俞
心俞
肝俞
脾俞
腎俞

癘風取穴

癒。但手足微不遂，復灸前穴五十壯，又服胡麻散二料痊癒。

一人病癘證，鬚眉盡落，面目赤腫，手足悉成瘡痍。令灸肺俞、心俞四穴各十壯，服換骨丹一料，二月痊癒，鬚眉更生。

風　狂

此病由於心血不足，又七情六欲損傷包絡，或風邪客之，故發風狂，言語無倫，持刀上屋。治法：先灌睡聖散，灸巨闕二三十壯，又灸心俞二穴各五壯，內服鎮心丹、定志丸。

（此證有陽明脈盛而為熱狂者，清涼可癒也；有暴折而難決為怒狂者，奪其食則已，治之以生鐵落飲，二證皆狂之實者也。然虛證常多，不可誤治，設一差訛，害人反掌。有心血不足而病者，有腎水虧損而病者，有神志俱不足而病者，有因驚恐而病者，有因妄想而病者，是皆虛證，體察而治，斯無悖矣。）

治驗：一人得風狂已五年，時發時止，百法不效。余為灌睡聖散三錢，先灸巨闕五十壯，醒時再服；又灸心俞五十壯，服鎮心丹一料。余

曰：病患已久，須大發一回方癒。後果大發一日，全好。

一婦人產後得此證，亦如前灸服薑附湯而癒。

口眼喎斜

此因賊風入舍於陽明之經，其脈挾口環唇，遇風氣則經脈牽急，又風入手太陽經亦有此證。

治法：當灸地倉穴二十壯，艾炷如小麥粒大。左喎灸左，右喎灸右，後服八風散，三五七散，一月全安。

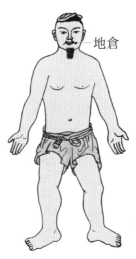

地倉

口眼喎斜取穴

（此證非中風兼證之口眼喎斜，乃身無他苦而單現此者，是賊風之客也，然有筋脈之異，傷筋則痛，傷脈則無痛，稍有差別，治法相同。）

破傷風

凡瘡口或金刃破處，宜先貼膏藥以禦風，不然致風氣入內，則成破傷風。此證最急，須早治，遲則不救。若初得此時，風客太陽經，令人牙關緊急，四肢反張，項背強直，急服金華散，連進二三服，汗出即癒。若救遲則危篤，額上自汗，速灸關元三百壯可保。若真氣脫，雖灸無用矣。

（此證所患甚微，為害甚大，雖一毛孔之傷，有關性命之急。一人因拔髭一莖，忽然腫起不食，有友人詢余，余曰：此破傷風也，速灸為妙。瘍醫認作髭疔，治以寒涼，不數日發痙而死。）

洗頭風

凡人沐頭後，或犯房事，或當風取涼，致賊風客入太陽經，或風府穴，令人卒仆，口牙皆

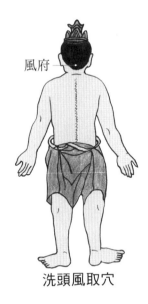

風府

洗頭風取穴

緊，四肢反張。急服薑附湯，甚者灸石門穴三十
壯。

（此證若無房事之傷，焉至於此，慎之，慎
之！）

牙槽風

凡牙齒以刀針挑之，致牙根空露，為風邪所
乘，令人齒齦。急者潰爛於頃刻，急服薑附湯，
甚者灸石門穴。

（腎主骨，齒乃骨之餘，破傷宣露，風邪直

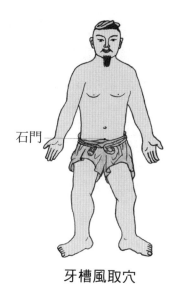

石門

牙槽風取穴

襲腎經，致潰爛於俄頃，捨薑附而用寒涼為變，
可勝道哉？）

水　腫

　　此證由脾胃素弱，為飲食冷物所傷，或因病
服攻克涼藥，損傷脾氣，致不能通行水道，故流
入四肢百骸，令人遍身浮腫，小便反澀，大便反
泄。此病最重，世醫皆用利水消腫之藥，乃速其
斃也。

　　治法：先灸命關二百壯，服延壽丹、金液

丹，或草神丹，甚者薑附湯，五七日病減，小便
長，大便實或潤，能飲食為效。唯吃白粥，一月
後，吃餅麵無妨，須常服金液丹、來復丹，永
瘥。

若曾服芫花、大戟通利之藥，損其元氣或元
氣已脫則不可治，雖灸亦無用矣。若灸後瘡中出
水或雖服丹藥而小便不通，皆真元已脫，不可治
也。脈弦大者易治，沉細者難瘥。

治驗：一人四肢皆腫，氣促，食則脹悶，
只吃稀粥，余令日服金液丹百粒，至四日覺大便
滑。再二日，乃令吃麵食亦不妨，蓋治之早也。

一婦人病面腳皆腫，飲食減少，世醫皆作血
虛治之，不效。余曰：非血病，乃脾胃虛也，令
日服延壽丹十粒、全真丹五十粒，至十日覺大便
滑病癒。

（俞翰林母，七旬餘，平日患咳喘痰紅，常
服滋陰涼潤之劑。秋月忽患水腫，喘急難臥，日
漸腫脹，飲食少進，進則氣急欲死，諸醫用藥無
效，乃延余治。六脈弦大而急，按之益勁而空。
余曰：此三焦火氣虛憊，不能歸根而浮於外，水
隨氣奔，致充郭郭而溢皮膚，必須重溫以化，否
則不救。彼云：吾素內熱，不服溫補，片薑入口

痰即帶紅，先生所論故是，第恐熱藥不相宜也。

余曰：有是病，服是藥，成見難執。且六脈緊大，太陽已無根，無根即脫矣，此皆平日久服寒涼所致，若再捨溫補不用，恐無生理，請辭。

彼云：但不迫動血證，敢不從命。余以附桂薑萸十味，人參三錢，不三劑而腹有皺紋，八劑全消，飲食如故。又二劑而痊癒，痰喘吐紅舊證竟不發矣。

一婦因數遠出，甕飧不給，憂愁成病，變為水腫喘急，粥食不入者月餘矣。友人見余，談及此婦，乃謂余曰：肯做一好事否？余曰：既云好事，焉敢違命。遂偕往。診見其六脈欲絕，臍突腰圓，喘難著席，脾腎之敗不可為矣。因處十味方，命服四劑，喘微定而腫漸消，覺思飲食，複診其脈，微有起色，又四劑而腫消食進矣。嗟，嗟！若棄而不治，雖不由我而死，而實我殺之也，友人亦大快。）

臌　脹

此病之源與水腫同，皆因脾氣虛衰而致，或因他病攻損胃氣致難運化而腫大如鼓也。病本易

治，皆由方書多用利藥，病患又喜於速效，以致輕者變重，重者變危，甚至害人。

黃帝正法：先灸命關百壯，固住脾氣，灸至五十壯，便覺小便長，氣下降。再灸關元三百壯，以保腎氣，五日內便安。服金液丹、草神丹，減後，只許吃白粥，或羊肉汁泡蒸餅食之。瘥後常服全真丹、來復丹。凡臟脹脈弦緊易治，沉細難瘥。

（此病若帶四肢腫者，溫之於早尚可奏功，若單腹脹而更青筋浮露者難治。苟能看破一切，視世事如浮雲，置此身於度外，方保無虞。次則慎起居，節飲食，遠房幃，戒情性，重溫急補，十中可救二三。先生之丹艾，用之得宜其庶幾乎。）

治驗：一人因飲冷酒、吃生菜成泄瀉，服寒涼藥反傷脾氣，致腹脹。命灸關元三百壯，當日小便長，有下氣，又服保元丹半斤，十日即瘥，再服全真丹永不發矣。

暴　注

凡人腹下有水聲，當即服丹藥，不然變脾

泄，害人最速。暴注之病，由暑月食生冷太過，損其脾氣，故暴注下瀉。不早治，三五日瀉脫元氣。（方書多作尋常治之，河間又以為火，用涼藥，每害人性命。）

治法：當服金液丹、草神丹、霹靂湯、薑附湯皆可。若危篤者，灸命關二百壯可保，若灸遲則腸開洞瀉而死。

（脾瀉之病，世人輕忽，時醫亦藐視之，而不知傷人最速。鹽商薛汝良，午間注瀉，晡時即厥冷不禁，及余診示已黃昏矣。兩手脈皆絕，余曰：病已失守，不可為矣。速灸關元，重投參附，竟不能救，先生之論，誠非謬也。）

治驗：一人患暴注，因憂思傷脾也，服金液丹、霹靂湯不效，蓋傷之深耳。灸命關二百壯，大便始長，服草神丹而癒。

休息痢

痢因暑月食冷及濕熱太過，損傷脾胃而致。若傷氣則成白痢，服如聖餅、全真丹、金液丹亦可；若傷血則成赤痢，服阿膠丸、黃芩芍藥湯。初起腹痛者，亦服如聖餅，下積血而癒，此其輕

者也；若下五色魚腦，延綿日久，飲食不進者，此休息痢也，最重，不早治，十日半月，害人性命。

治法：先灸命關二百壯，服草神丹、霹靂湯三日便癒，過服寒涼下藥必死。

（痢至休息無已者，非處治之差即調理之誤，或飲食之過，所以只作頻仍，延綿不已，然欲使其竟止亦頗費手。有肺氣虛陷者，有腎陰不足者，有脾腎兩虧者，有經脈內陷者，有肝木乘脾者，有腐穢不清者，有固澀太早者，有三焦失運者，有濕熱傷脾者，有生陽不足者，有孤陰注下者，有暑毒未清者，有陰積腸蠱者，有風邪陷入者，一一體察，得其病情，審治的當，自能應手取效。）

治驗：一人病休息痢已半年，元氣將脫，六脈將絕，十分危篤。余為灸命關三百壯，關元三百壯，六脈已平，痢已止，兩脅刺痛，再服草神丹、霹靂湯方癒，一月後大便二日一次矣。

一人病休息痢，余令灸命關二百壯病癒。二日，變泄下，一時五七次，令服霹靂湯二服，立止。後四肢浮腫，乃脾虛欲成水脹也，又灸關元二百壯，服金液丹十兩，一月而癒。

內　傷

　　由飲食失節，損其脾氣，輕則頭暈發熱，四肢無力，不思飲食，脈沉而緊，服來復、全真及平胃散；重者六脈浮緊，頭痛發熱，吐逆、心下痞，服蕐澄茄散、來復、全真而癒。若被庸醫轉下涼藥，重損脾氣，變生他病，成虛勞、臌脹、泄瀉等證，急灸中脘五十壯，關元百壯，可保全生，若服涼藥速死。

　　（內傷之證，飲食其一端也。又有勞倦鬱

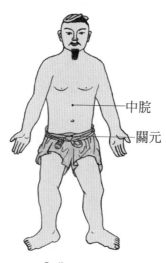

　　中脘

　　關元

內傷取穴

怒，憂悲思慮，喜樂驚恐，惡怒奇愁，皆由七情
不以次入，直傷五臟。更有由房室跌撲而成內傷
者，臨證之工，不可不察。）

霍　亂

霍亂由於外感風寒，內傷生冷，致陰陽交
錯，變成吐瀉，初起服珍珠散二錢即癒，或金液
丹百粒亦癒。如寒氣入腹，搏於筋脈，致筋抽
轉，即以瓦片燒熱，紙裹烙筋轉處，立癒。

若吐瀉後，胃氣大損，六脈沉細，四肢厥
冷，乃真陽欲脫。灸中脘五十壯，關元三百壯，
六脈復生，不灸則死也。

（霍亂之證，三焦失運，中土受傷。一時
心疼腹痛，吐利頻作，揮霍繚亂，煩劇不寧。大
法溫其三焦，調其中土，一劑可癒。至若厥冷無
脈，非重用溫補不可，否則轉筋入腹而死。近
世時醫不云中暑，即言痧發，禁用官料，竟事涼
冰，刺其廉英，針其曲澤，以大泄其血。不知脾
胃受傷，中焦之榮血已竭，而復大泄之，譬下井
而投以石也。此種醫人罔顧人命，真狼心虎腹人
耶！存救人之心者，當須體察。）

暑月傷食泄瀉

凡暑月飲食生冷太過，傷人六腑。傷胃則注下暴瀉；傷脾則滑瀉，米穀不化；傷大腸則瀉白，腸中痛，皆宜服金液丹、霹靂湯，三日而癒。不癒則成脾瀉，急灸神闕百壯。

《難經》雖言五瀉，不傳治法，凡一應泄瀉，皆根據此法治之。

治驗：一女人因泄瀉發狂言，六脈緊數，乃胃中積熱也。詢其丈夫，因吃胡椒、生薑太多，以致泄瀉，五日後發狂言，令服黃芩知母湯而癒。

（平日恣啖炙爆，喜食椒薑，胃中積熱者，有此一證，臨證自明，然亦希遇。更有瀉脫津液，致舌苔乾燥，發熱神昏，譫妄不寧者，此脾胃大虛，法當溫補，若用寒涼，虛脫立見。）

痢　疾

凡人多食生冷，濕熱傷其脾胃，致成痢疾。初起服如聖餅子，下積而癒；若無大便，只下赤

膿者，乃胃有大熱傷血也，宜當歸芍藥湯、阿膠湯；若下白膿者，乃飲食冷物傷大腸也，服桃花湯、全真丹而癒；若腹痛發熱昏睡，六脈洪數，純瀉赤膿，乃熱氣滯於腸胃也，名疳蠱痢，亦有錯服熱藥而得者，服黃連丸，甚者大通散。

（痢疾固當化積清熱，香連、承氣等方，用果得宜，何嘗不應手而癒？若涉脾胃虛寒，經脈內陷，三焦失運而致者，又不可不以溫補為要也，蓋熱藥之誤，易於轉手，涼藥之誤，救治殊難。虛衷以應，臨證誤人自少。）

傷脾發潮熱

此因飲食失節，損及脾胃，致元氣虛脫，令頭昏腳弱，四肢倦怠，心下痞悶，午後發熱，乃元氣下入陰分也，服全真丹、蓽澄茄散，三月而癒。若服滋陰降火涼藥，其病轉甚；若俗醫用下藥，致病危篤，六脈沉細，灸中脘五十壯，關元一百壯，可保，遲則脾氣衰脫而死。

（庸醫於此證，不知誤殺天下多少蒼生而小兒為甚。午後發熱，不曰潮熱，便云陰虛；心下痞悶，不云食積，便云停痰。

動輒寒涼，恣行消克，大人變為虛脫，小兒
轉為脾風，而猶曰風暑難清，痰熱為害，及至垂
斃，醫者云人力已竭，病家云天數難挽，至死不
悟，良可悲哉。）

嘔吐翻胃

凡飲食失節，冷物傷脾，胃雖納受而脾不
能運，故作吐，宜二聖散、草神丹，或金液丹。
若傷之最重，再兼六慾七情有損者，則飲蓄於中
焦，令人朝食暮吐，名曰翻胃，乃脾氣太虛，不
能健運也，治遲則傷人。若用攻克，重傷元氣立
死。須灸左命關二百壯，服草神丹而癒，若服他
藥則不救。

（嘔吐一證，先當審其所因，輕者二陳、平
胃、藿香正氣一劑可定；虛者六君、理中亦易為
力；唯重者，一時暴吐，厥逆汗出，稍失提防，
躁脫而死，不可不知。

至於翻胃，雖屬緩證，治頗棘手，惟在醫者
細心，病患謹攝，治以丹艾，庶可獲全，不然生
者少矣。）

痞　悶

　　凡飲食冷物太過，脾胃被傷，則心下作痞，此為易治，宜全真丹一服全好。大抵傷胃則胸滿，傷脾則腹脹。腹脹者易治，宜草神丹、金液、全真、來復等皆可服，寒甚者薑附湯。此證庸醫多用下藥，致一時變生腹大水腫，急灸命關二百壯，以保性命，遲則難救。

　　（此證乃《內經》所謂陽蓄積病死之證，不可以誤治也。若腹脹，所謂臟寒生滿病是也，苟不重溫，危亡立至。）

　　治驗：一人因暑月食冷物，以致胸腹脹悶欲死，服金液丹百丸，少頃加全真丹百丸，即有氣下降而癒。（夏月伏陰在內，一切冷物在所禁食，若不慎而致傷者，不重劑溫化，何得不變？）

　　一小兒食生杏致傷脾，脹悶欲死，灸左命關二十壯即癒，又服全真丹五十丸。（生杏在大人尚不可食，況小兒乎！溫中藥內入些麝香為妙。）

　　一人每飯後飲酒，傷其肺氣，致胸膈作脹，氣促欲死，服鐘乳粉、五膈散而癒。若重者，灸

中府穴亦好。服涼藥則成中滿難治矣。

（酒後吃飯，中氣不傷；若飯後飲酒，清氣濁亂，所以致脹。）

一人慵懶，飲食即臥，致宿食結於中焦，不能飲食，四肢倦怠，令灸中脘五十壯，服分氣丸、丁香丸即瘥。

（修養書云：飯後徐徐行百步，自然食毒自消磨。食後即臥，食填中宮，升降有乖，焉得不病。）

中 暑

凡此病脈大而緩，其候飲食不減，起居如常，但時發煩熱，渴飲無度，此暑證也，易治，知母散一服便瘥。若煩熱困倦不食者，暑氣傷胃也，服溫中湯藥即瘥。若服香薷、六一寒涼等劑，冰損胃氣，多致變瘧痢泄瀉諸證，慎之。

若暑氣客於心包絡之經，令人譫言煩渴，欲飲冷水，小便秘澀，大便下赤水，當服阿膠丸、當歸芍藥湯而瘥。

若暑月飲食冷物，寒邪入客胃中，致腹中作痛，宜金液、草神、全真、來復等丹連二服便

癒。若以涼藥下之，變為中滿脾瀉。

若元氣虛，早間行路，冷氣入腹，令人心肚作痛，宜服金液丹或來復丹。

凡暑月人多食冷物，若常服金液、全真、來復、保元等丹，自然脾胃調和，飲食不傷。但少壯人須五日一次，恐熱上攻眼目也。

（中暑之證，原只尋常，苟渴飲無度，知母散可一服；若困倦不食，便當溫中。設暑客於心包絡，譫煩飲冷，溺澀便赤，清心涼血皆一劑可癒者。若今之醫家，將一切內傷虛寒之證亦認為暑，恣用寒涼，朝夕靡已。及變陰深冷脫，猶云暑邪內攻，病勢深重，難挽回矣。間遇明眼高手，投以參附，猶且從中阻撓。洎投之有效，則面顏支飾：「我原欲轉手，不謂渠意亦同。」投之不效，讒言蜂起，一肩卸卻，罪歸參附。病家本不識病情，未免隨之怨悵，嗟，嗟！此種醫人，天良盡喪，余具熱腸，常遭此輩謗累，因書此以志慨。）

暑月脾燥病

凡夏月冷物傷脾，又兼暑氣客之，則成燥

病，令人發熱作渴不止，六脈弦大，乃火熱傷肺而津液不能上輸也。有脾胃之分：若發燥熱而能食者，熱在胃也，易治，服全真丹、蓽澄茄散而癒；若發燥熱不進飲食，四肢倦怠，熱在脾也，為重，服金液、草神或來複等丹，五日而癒。

如作暑治，下以涼藥，熱雖暫退，必變為中滿、洞瀉諸證。暑月發熱，務分虛實，六脈沉數，飲食如常者，為實熱，服薄荷煎而癒；若六脈弦緊，減食倦怠者，為虛熱，大忌寒涼，宜全真、來復等丹而癒。

（夏月發熱作渴，脈弦而大，誰肯不作暑治而不用寒涼者？不知暑熱薰蒸，耗人元氣，元氣既傷，未有不渴。冷物傷脾，有乖輸灌；三焦失運，腠理不和，發熱作渴，自所不免。且六脈弦大，弦則為減，大則為虛，體驗果真，一溫可解。今之醫家，專尚香薷、青蒿、黃連、滑石等劑，變為泄瀉，猶云協熱，及至虛脫，全然不覺。此由脈理未明，誤主做賊之誤也。）

凡夏月陰氣在腹，又暑能傷人元氣，更兼冰水冷物損其脾胃，皆不足證也。《局方》俱用香薷飲、白虎、益元、黃連解毒等劑，重傷元氣，輕則變瘧痢、霍亂、泄瀉等證，重則成虛勞、中

滿、注瀉等證。余常以保元、來復、全真、金液、延壽、薑附湯等類治暑，百發百中，好生之士請嘗試之。

兩脅連心痛

此證由憂思惱怒，飲食生冷，醉飽入房，損其脾氣，又傷肝氣，故兩脅作痛。庸醫再用寒涼藥重傷其脾，致變大病，成中滿、翻胃而死。或因惱怒傷肝，又加青陳皮、枳殼實等重削其肝，致令四肢羸瘦，不進飲食而死。

治之正法，若重者，六脈微弱，羸瘦，少飲食，此脾氣將脫，急灸左命關二百壯，固住脾氣則不死，後服金液、全真、來復等丹及華澄茄散隨證用之，自癒。

（此證古法，在左為肝木為病，瘀血不消，惱怒所傷；在右則為痰，為飲，為食積氣滯，此皆標病易於治療。若宗氣有乖，虛裡作楚，榮氣失調，脾絡作痛，此非積漸溫養不癒。至若兩脅連心，痛如刀刺，此三陰受損，逆於膈肓之間，非重用溫補不可。又肥氣、息賁，此積在藏之募原，若泥古方，專於剝削，未有不死者也。）

消　渴

　　此病由心肺氣虛，多食生冷，冰脫肺氣，或色欲過度，重傷於腎，致津不得上榮而成消渴。蓋腎脈貫咽喉，繫舌本，若腎水枯涸，不能上榮於口，令人多飲而小便反少，方書作熱治之，損其腎元，誤人甚多。

　　正書，春灸氣海三百壯，秋灸關元二百壯，日服延壽丹十丸，二月之後，腎氣復生。若服降火藥，臨時有效，日久肺氣漸損，腎氣漸衰，變成虛勞而死矣。此證大忌酒色，生冷硬物。若脾氣有餘，腎氣不足，則成消中病，脾實有火，故善食而消，腎氣不足，故下部少力，或小便如疳。孫思邈作三焦積熱而用涼藥，損人不少。蓋脾雖有熱，而涼藥瀉之，熱未去而脾先傷敗。正法先灸關元二百壯，服金液丹一斤而癒。

　　（消渴雖有上中下之分，總由於損耗津液所致。蓋腎為津液之源，脾為津液之本，本源虧而消渴之證從此致矣。上消者，《素問》謂之膈消，渴而多飲，小便頻數；中消者，《素問》謂之消中，消穀善饑，身體消瘦；下消者，《素

問》謂之肺消，渴而便數有膏，飲一溲二，後人
又謂之腎消，腎消之證則已重矣。若脈微而澀或
細小，身體瘦瘁，溺出味甘者，皆不治之證也。
大法以救津液，壯水火為生。）

治驗：一人頻飲水而渴不止，余曰：君病是
消渴也，乃脾肺氣虛，非內熱也。其人曰：前服
涼藥六劑，熱雖退而渴不止，覺胸脅氣痞而喘。
余曰：前證只傷脾肺，因涼藥復損元氣，故不能
健運而水停心下也。急灸關元、氣海各三百壯，
服四神丹，六十日津液復生。方書皆作三焦猛
熱，下以涼藥，殺人甚於刀劍，慎之。（津液受
傷，不惟消渴，亦兼雜病，而誤用寒涼者不少，
時醫以此殺人，而人不悟奈何？）

著惱病

此證方書多不載，人莫能辨，或先富後貧，
先貴後賤，及暴憂暴怒，皆傷人五臟。多思則傷
脾，多憂則傷肺，多怒則傷肝，多欲則傷心，至
於憂時加食則傷胃。方書雖載內因，不立方法，
後人遇此皆如虛證治之，損人性命。其證若傷肝
脾則泄瀉不止，傷胃則昏不省人事，傷腎則成癆

瘵，傷肝則失血筋攣，傷肺則咯血吐痰，傷心則
顛冒。當先服薑附湯以散邪，後服金液丹以保
脾胃，再詳其證而灸之。若脾虛灸中府穴各二
百壯，腎虛灸關元穴三百壯，二經若實，自然不
死。後服延壽丹，或多服金液丹而癒，涼藥服
多，重損元氣則死。

（此證皆因七情所傷，五志之過，審其所因
而調治之，庶無失誤。）

治驗：一人年十五，因大憂大惱卻轉脾虛，
庸醫用五苓散及青皮、枳殼等藥，遂致飲食不
進，胸中作悶。余令灸命關二百壯，飲食漸進，
灸關元五百壯，服薑附湯一二劑，金液丹二斤方

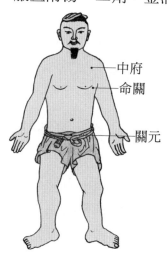

中府
命關

關元

著腦病取穴

癒。方書混作勞損，用溫平小藥誤人不少，悲夫！

（大憂惱而得脾泄，醫用五苓、青皮、枳殼，變尚如此，近有六脈虛脫，脾腎敗壞，猶云不妨而用此藥者，又庸醫中之廝隸也。）

頭　暈

此證因冷痰聚於腦，又感風寒，故積而不散，令人頭眩眼暈，嘔吐痰涎，老年人宜服附子半夏湯，少壯人宜服半夏生薑湯。若用涼劑則臨時有效，痰愈凝而愈固，難以速效矣。

（此即所謂頭風證，故有冷痰聚腦又感風寒之說，若頭暈則純屬於虛，蓋肝虛則血不上榮，肺虛則清陽不運，腎虛則厥成巔疾，心虛則火炎浮越。夫風虛痰火間或有之，至於頭風虛證不少，不可不知。）

治驗：一人頭風，發則眩暈嘔吐，數日不食。余為針風府穴，向左耳入三寸，去來留十三呼，病患頭內覺麻熱，方令吸氣出針，服附子半夏湯永不發。華佗針曹操頭風，亦針此穴立癒。但此穴入針，人即昏倒，其法向左耳橫下針，則不傷大筋，而無暈，乃《千金》妙法也。（此針

法奇妙，須與高手針家議之，方得無誤。)

一人起居如常，但時發頭痛，此宿食在胃脘也，服丁香丸十粒而癒。

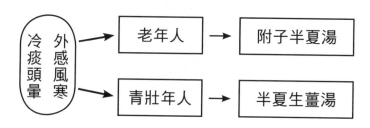

厥　證

《素問》云：五絡俱絕，形無所知，其狀若屍，名為屍厥。由憂思驚恐致胃氣虛閉於中焦，不得上升下降，故昏冒強直，當灸中脘五十壯即癒。此證婦人多有之，小兒急慢驚風亦是此證，用藥無效。若用吐痰下痰藥即死，惟灸此穴，可保無虞。令服來復丹、葦澄茄散而癒。

（厥證《經》言詳矣，屍厥不過厥證之一端，外有血厥、痰厥、煎厥、薄厥，總皆根氣下虛之證，所謂少陰不至者厥也，又云內奪而厥則為喑痱，此腎虛也。)

治驗：一婦人產後發昏，二目滯澀，面上發

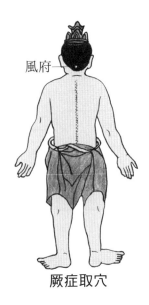

風府

厥症取穴

麻，牙關緊急，二手拘攣，余曰：此胃氣閉也。
胃脈挾口環唇，出於齒縫，故見此證。令灸中脘
穴五十壯，即日而癒。（產後血厥，倉公白薇散。）

　一婦人時時死去已二日矣，凡醫作風治之不
效，灸中脘五十壯即癒。

氣　脫

　少年酒色太過，脾腎氣虛，忽然脫氣而死，
急灸關元五百壯，服霹靂湯、薑附湯、金液丹久
久而癒。此證須早治，遲則元氣亦脫，灸亦無及

矣。（更有血脫、神脫、精脫、津脫、液脫，若汗脫即津液脫也。）

死脈見

此由少年七情六慾所損，故致晚年真氣虛衰，死脈見於兩手，或十動一止，或二十動一止，皆不出三年而死。又若屋漏、雀啄之類皆是死脈。灸關元五百壯，服延壽丹、保元丹六十日後，死脈方隱，此仙師不傳之妙法也。

（雍正三年初冬，一董姓者來求診脈。其脈或二動一止，或七動一止，或十二動，或十七動一止，此心絕脈也。仲冬水旺，其何能生？姑定參、茸、附、河車、臍帶、桂心、棗仁等方與之。服十劑，脈之歇止參差，不似前之有定數矣；又十劑而歇止少矣，又十劑六脈如常矣。噫！不可謂藥之無功也，且知治早，雖不用丹艾，亦有可生全者。）

腰　痛

老年腎氣衰，又兼風寒客之，腰髖髀作痛，

醫作風痹走痛，治用宣風散、趁痛丸，重竭真氣，誤人甚多。正法服薑附湯散寒邪，或全真丹，灸關元百壯，則腎自堅牢，永不作痛，須服金液丹以壯元陽，至老年不發。

（老年腰痛而作風氣痹證治者，多致大害，即使風痹，重用溫補亦能散去。）

中風人氣虛中滿

此由脾腎虛憊不能運化，故心腹脹滿，又氣不足，故行動則胸高而喘。切不可服利氣及通快藥，令人氣愈虛，傳為脾病，不可救矣。宜金液丹、全真丹，一月方癒。重者，灸命關、關元二百壯。

（腎虛則生氣之原乏，脾虛則健運之力微，氣虛中滿之證作矣。又《內經》謂臟寒生滿病，醫人知此不行剝削，重劑溫補，為變者少矣。）

老人兩脅痛

此由胃氣虛積而不通，故脅下脹悶，切不可認為肝氣，服削肝寒涼之藥以速其斃。服草神、

金液十日，重者灸左食竇穴，一灸便有下氣而癒，再灸關元百壯更佳。

（老人與病後及體虛人兩脅作痛，總宜以調理肝脾，更須察其兼證有無虛實，治頗不易。）

治驗：一人脾氣虛，好食冷物不消，常覺口中出敗卵臭，服草神丹即癒。若服全真、金液亦效。（脾胃既為食所傷，不可再施消克，唯治以溫化，則自健運矣。）

一人脾氣虛，致積氣留於脅下，兩肋常如流水，多服草神丹而癒。（脾虛致積，當用溫行，水流脅下，更仗溫化。）

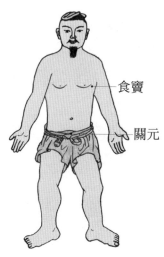

食竇

關元

老人兩脅痛取穴

```
┌──────────┐      ┌──────────────┐
│  老人兩痛  │  →  │  灸左食竇、關元  │
└──────────┘      └──────────────┘
```

疝　氣

由於腎氣虛寒，凝積下焦，服草神丹，灸氣
海穴自癒。

（此證《內經》論五臟皆有，而後人以病由
於肝，先生言因腎氣虛寒，總不若丹艾之妙。）

吞　酸

凡人至中年，脾氣虛弱，又傷生冷硬物，不
能營運，蘊積中焦，久之變為鬱火、停痰，故令
噫氣，久則成中滿、腹脹之證。須服草神丹、全
真丹、金液丹皆可。

（吞酸為病雖微，致害非淺，苟不慎節飲
食，戒謹房幃，久久無不變成臌脹。）

脾　瘧

凡瘧病由於暑月多吃冰水冷物，傷其脾胃，

久而生痰，古今議論皆差，或指暑邪，或分六經，或云邪祟，皆謬說也。但只有脾胃之分，胃瘧易治，脾瘧難調。或初起一日一發，或間日一發，乃陽明證也。清脾飲、截瘧丹皆可。若二三日一發，或午後發，綿延不止者，乃脾瘧也。此證若作尋常治之，誤人不少。正法當服全真、草神、四神等丹，若困重日久，肌膚漸瘦，飲食減少，此為最重，可灸左命關百壯，自癒。

窮人艱於服藥，只灸命關亦可癒。凡久瘧只灸命關，下火便癒，實秘法也。

（脾瘧原屬正虛，治得其法，應手即癒，而世人竟尚柴胡，攻多補少，不知元氣既虛，又拔其本，以致耽延時日，變端百出，先生灸法，實可宗主。）

治驗：一人病瘧月餘，發熱未退，一醫與白虎湯，熱愈甚。余曰：公病脾氣大虛而服寒涼，恐傷脾胃。病患云：不服涼藥，熱何時得退？余曰：《內經》云瘧之始發，其寒也，烈火不能止；其熱也，冰水不能遏。當是時良工不能措其手，且扶元氣，待其自衰。西元氣大虛，服涼劑退火，吾恐熱未去，而元氣脫矣。因為之灸命關，才五七壯，脅中有氣下降，三十壯痊癒。

（久瘧而用白虎，真所謂盲人說瞎話也。
繆仲醇一代名醫，論多出此，竊所未解。余觀
《廣筆記》，疑其所學，全無巴鼻，至於《本草
經疏》設立許多禁忌，令後人疑信相半，不敢輕
用，為患非細。）

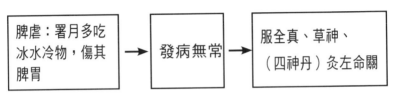

胃　瘧

《素問》論瘧而無治法，《千金》雖傳治
法，試之無效。凡人暑月過啖冷物，輕則傷胃，
重則傷脾。若初起先寒後熱，一日一發，乃胃瘧
也，易治。或吐，或下，不過十日而癒。扁鵲正
法，服四神丹，甚者灸中脘穴三十壯癒。

（此證感淺病輕，人多忽略。雍正三年秋冬
之交，人皆病此，重劑溫補，或可倖免，投藥少
差，立見冰脫。用清解小柴胡者，皆不能起。寧
紹之人，死者比比，以其溺用寒涼，雖一誤再誤
而終不悟也。）

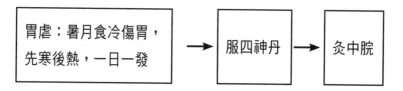

胃虐：暑月食冷傷胃，先寒後熱，一日一發　→　服四神丹　→　灸中脘

邪　祟

　　此證皆由元氣虛弱，或下元虛憊，憂恐太過，損傷心氣，致鬼邪乘虛而入，令人昏迷，與鬼交通。當服睡聖散，灸巨闕穴二百壯，鬼氣自滅，服薑附湯而癒。

　　（邪祟烏能著人？人自著之耳。果立身正直，心地光明，不負君親，無慚屋漏，鬼神欽敬不遑，何邪祟之敢乘哉？惟其陰幽偏頗，卑慄昏柔之輩多能感此，有似邪祟之附著，究非邪祟也。蓋由人之臟氣受傷而神魂失守，故肝臟傷則意不寧，而白衣人來搏擊；心臟傷則神不安，而黑衣人來毀傷；脾臟傷則意有不存，而青衣人來毆辱；肺臟傷則魄不守，而紅衣人來凌轢；腎臟傷則志多猶疑，而黃衣人來斥辱。此皆神氣受傷，以致妄有聞見，不覺其見乎四體，發乎語言，而若有邪祟所附也。正法惟有安其神魂，定其志魄，審其何臟之虛而補之，何臟之乘而制之

可也。)

治驗：一婦人因心氣不足，夜夜有少年人附著其體，診六脈皆無病，余令灸上脘穴五十壯。至夜鬼來，離床五尺不能近，服薑附湯、鎮心丹五日而癒。

一貴人妻為鬼所著，百法不效。有一法師書天醫符奏玉帝亦不效。余令服睡聖散三錢，灸巨闕穴五十壯，又灸石門穴三百壯，至二百壯，病患開眼如故，服薑附湯、鎮心丹五日而癒。

一婦人病虛勞，真氣將脫，為鬼所著。余用大艾火灸關元，彼難忍痛，乃令服睡聖散三錢，

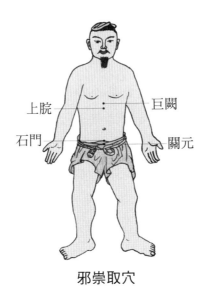

上脘　　　　　巨闕

石門　　　　　關元

邪祟取穴

復灸至一百五十壯而醒。又服又灸，至三百壯，鬼邪去，勞病亦瘥。

怔　忡

凡憂思太過，心血耗散，生冷硬物損傷脾胃，致陰陽不得升降，結於中焦，令人心下恍惚，當以來復丹、金液丹、蓽澄茄散治之。若心血少者，須用獨骸大丹，次則延壽丹亦可。

（憂思之傷，怔忡之本證；飲食之傷，怔忡之兼證，微有虛實之殊。審證施治，自然無誤。）

心　痛

皆由鬱火停痰而作，飲食生冷填於陽明、太陰分野，亦能作病，宜全真丹。若胃口寒甚，全真丹或薑附湯不瘥，灸中脘七十壯。若脾心痛發而欲死，六脈尚有者，急灸左命關五十壯而蘇，內服來復丹、蓽澄茄散。若時痛時止，吐清水者，乃蛔攻心包絡也，服安蟲散。若卒心痛，六脈沉微，汗出不止，爪甲青，足冷過膝，乃真心痛也，不治。

（心為一身之主宰，一毫不可犯，處正無偏，豈宜受病？凡痛非心痛，乃心之包絡痛與脾痛、胃痛、膈痛耳。審其所因、所客，或氣、或痰，雖有九種之分，虛實之異，大概虛者為多，屬實者間亦有之，審察而治，庶無差錯。）

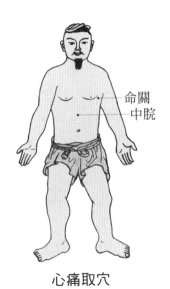

命關
中脘

心痛取穴

痹　病

風寒濕三氣合而為痹，走注疼痛，或臂腰足膝拘攣，兩肘牽急，乃寒邪湊於分肉之間也，方書謂之白虎曆節風。治法於痛處灸五十壯，自

癒。湯藥不效，惟此法最速。若輕者不必灸，用草烏末二兩、白麵二錢，醋調熬成稀糊，攤白布上，乘熱貼患處，一宿而癒。

（痹者，氣血凝閉而不行，留滯於五臟之外，合而為病。又邪入於陰則為痹，故凡治痹，非溫不可，方書皆作實治，然屬虛者亦頗不少。）

神癡病

凡人至中年，天數自然虛衰，或加妄想憂思，或為功名失志，以致心血大耗，癡醉不治，漸至精氣耗盡而死，當灸關元穴三百壯，服延壽丹一斤。此證尋常藥餌皆不能治，惟灸艾及丹藥可保無虞。

（此乃失志之證，有似癡呆，或如神祟，自言自笑，神情若失，行步若聽，非大遂其志不能癒，故癒者甚少。）

治驗：一小兒因觀神戲受驚，時時悲啼如醉，不食已九十日，危甚。令灸巨闕五十壯，即知人事，曰：適間心上有如火滾下，即好。服鎮心丸而癒。（驚則神無所倚，痰涎入客包絡，宮城受傷，心不安寧，故肺氣來乘而虛火上蒸。灸

法之妙，癒於緩驚錠、抱龍丸多矣。）

　　一人功名不遂，神思不樂，飲食漸少，日夜昏默已半年矣，諸醫不效。此病藥不能治，令灸巨闕百壯，關元二百壯，病減半；令服醇酒一日三度，一月全安。蓋醺酣忘其所慕也。

　　（失志不遂之病，非排遣性情不可，以灸法操其要，醉酒陶其情，此法妙極。）

下注病

　　貧賤人久臥濕地，寒邪客於腎經，又兼下元虛損，寒濕下注，血脈凝滯，兩腿粗腫，行步無力，漸至大如瓜瓠。方書皆以消濕利水治之，損人甚多，令灸湧泉、足三里、承山各五十壯即癒。

　　（俗名蘇木腿，形狀怪異可畏，終身之疾，鮮有癒者，先生灸法，未知驗否？）

腳　氣

　　下元虛損，又久立濕地，致寒濕之氣客於經脈，則雙足腫痛，行步少力。又暑月冷水濯足，亦成乾腳氣，發則連足心、腿，腫痛如火烙，或

發熱、惡寒。治法灸湧泉穴，則永去病根，若不灸，多服金液丹亦好。平常藥臨時有效，不能全除。其不能行步者，灸關元五十壯。大忌涼藥，泄傷腎氣，變為中滿、腹脹而死。久患腳氣人，濕氣上攻，連兩脅、腰腹、肩臂拘攣疼痛，乃腎經濕盛也。服宣風丸五十粒，微下而癒。然審果有是證者可服，若虛人斷不可輕用。

（腳氣壅疾，言邪氣壅滯於下，有如痹證之閉而不行。但此證發則上沖心胸，嘔吐、煩悶，甚為危險，即《內經》所謂厥逆是也。輕者疏通經脈，解散寒濕，調其陰陽，和其血氣，亦易於治，如蘇梗、腹皮、木瓜、檳榔、蒼朮、獨活等藥，皆可用也。其甚者憎寒、壯熱，氣逆、嘔吐，筋急入腹，悶亂欲絕，此邪沖入腹，危險更甚，非重用溫化不可，如茱萸、薑附等藥，宜皆用之。至如剝削過度，脈微欲絕，變成虛寒，往往不起，不可謂壅疾而不利於補也。）

治驗：一人患腳氣，兩胻骨連腰，日夜痛不可忍，為灸湧泉穴五十壯，服金液丹五日痊癒。（此證有似痛痹。）

一女人患腳氣，忽手足遍身拘攣疼痛，六脈沉大，乃胃氣盛也，服宣風丸三十粒，泄去而

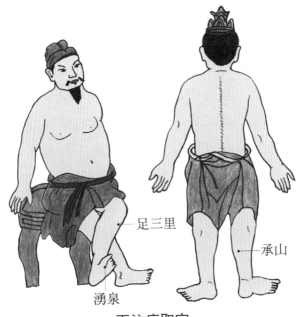

足三里

承山

湧泉

下注病取穴

癒。（此證須細審的確，方可用。）

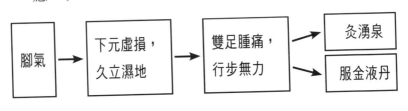

腳氣 → 下元虛損，久立濕地 → 雙足腫痛，行步無力 → 灸湧泉 / 服金液丹

足痿病

凡腰以下腎氣主之，腎虛則下部無力，筋骨
不用，可服金液丹，再灸關元穴，則腎氣復長，

132

自然能行動矣。若腎氣虛脫，雖灸無益。

（此證《內經》皆言五臟虛熱，故後人有補陰虎潛、金剛、地黃等丸。東垣又作濕熱，而以潛行散為治痿妙藥，然不可泥也。虛寒之證亦頗不少，臨證審詳，自有分曉。）

治驗一老人腰腳痛，不能行步，令灸關元三百壯，更服金液丹強健如前。

| 老人腰腳痛，不能行步 | → | 灸關元、服金液丹 |

黃　疸

暑月飲食冷物，損傷脾腎。脾主土，故見黃色；又脾氣虛脫，濁氣停於中焦，不得升降，故眼目遍身皆黃，六脈沉緊。宜服草神丹及金液、全真、來復之類，重者灸食竇穴百壯，大忌寒涼。

（此證第一要審陰陽，陽黃必身色光明，脈來洪滑，善食發渴，此皆實證，清濕熱利小便可癒，若身熱脈浮亦可發表；陰黃則身色晦暗，神思困倦，食少便溏，脈來無力，重用溫補，則小便長而黃白退，若誤作陽黃治之，為變非細。又一種膽黃證，因大驚卒恐，膽傷而汁泄於外，為

病最重，惟覺之早而重用溫補者，尚可挽回。）

治驗：一人遍身皆黃，小便赤色而澀，灸食
竇穴五十壯，服薑附湯、全真丹而癒。

黑 疸

由於脾腎二經，縱酒貪色則傷腎，寒飲則
傷脾，故兩目遍身皆黃黑色，小便赤少，時時腸
鳴，四肢困倦，飲食減少，六脈弦緊，乃成腎
癆。急灸命關三百壯，服草神丹、延壽丹而癒，
若服涼藥必死。

便 閉

老人氣虛及婦人產後少血，致津液不行，
不得通流，故大便常結，切忌行藥，是重損其陰
也。只服金液丹，久久自潤，或潤腸丸亦可。又
大小便主腎，腎開竅於二陰，能營運津液，若腎
氣虛則二便皆不通，亦服金液丹，腎氣壯則大小
便自利矣。

（有陳姓鹽商，年七十六矣。春時患中風脫
證，重劑參附二百餘服，獲痊。至十月大便閉結

不行，日登廁數十次，冷汗大出，面青肢厥。一馬姓醫用滋補劑，入生大黃三錢。

余深以為不可，戒之曰：老年脫後，幸參附救全，不能安養，過於思慮，以致津液枯竭，傳送失宜。惟可助氣滋津，佐以溫化，自然流通，何事性急，以速其變。若一投大黃，往而不返，恐難於收功矣，姑忍二三日勢當自解。病者怪余遲緩，口出怨咎之辭。

至次日不得已，用人參二兩、蓯蓉一兩、當歸五錢、松柏仁各五錢、附子三錢、升麻四錢，煎服；外用綠礬一斤入圍桶，以滾水沖入，扶其坐上，一刻而通。）

溺　血

凡膏粱人，火熱內積，又多房勞，真水既涸，致陰血不靜，流入膀胱，從小便而出。可服延壽丹，甚者灸關元。若少壯人，只作火熱治之，然在因病制宜。

（火熱為積，實證也，一劑寒涼可解；房勞傳腎，虛證也，非溫補不可。審證而治，大有分別。）

淋　證

此由房事太過，腎氣不足，致包絡凝滯，不能通行水道則成淋也，服檳榔湯、鹿茸丸而癒。若包絡閉澀，則精結成砂子，從莖中出，痛不可忍，可服保命丹，甚者灸關元。

（淋濁之證，古人多用寒涼分清通利之品，然初起則可，久而虛寒，又當從溫補一法。）

腸癖下血

此由飲食失節，或大醉大飽，致腸胃橫解，久之冷積於大腸之間，致血不流通，隨大便而出。病雖尋常，然有終身不癒者。庸醫皆用涼藥止血，故連綿不已。蓋血愈止愈凝，非草木所能治也。正法：先灸神闕穴百壯，服金液丹十兩，日久下白膿，乃病根除也。

（《經》云：陰絡傷則血內溢，血內溢則後血。治此之法，總在別其脈之強弱，色之鮮暗，該清、該溫，癒亦不難。若不慎飲食，恣縱酒色，斷不能癒矣。）

136

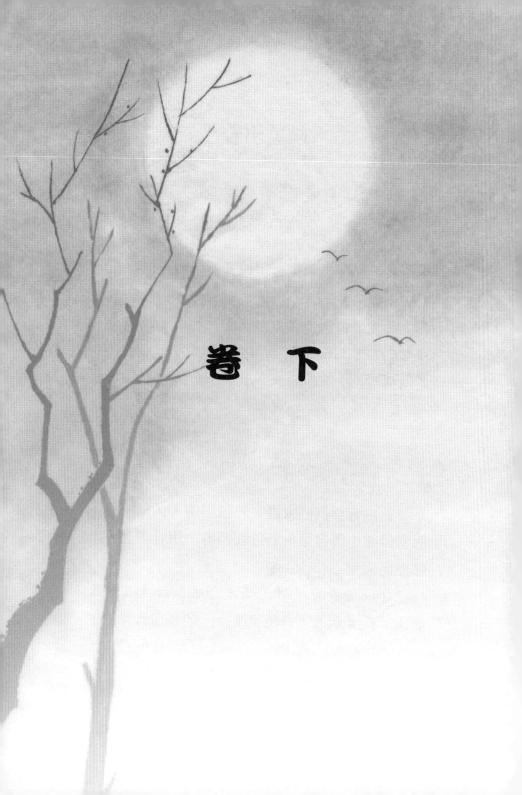

卷　下

陰莖出膿

此由酒色過度，真氣虛耗，故血化為膿，令人漸漸羸瘦，六脈沉細。當每日服金液丹、霹靂湯，外敷百花散。五六日，腹中微痛，大便滑，小便長。忌房事，犯之複作。若灸關元二百壯，則病根去矣。

（遺滑淋濁，無不由酒色之過。至於血出，可謂劇矣。又至化血為膿，則腎虛寒而精腐敗，非溫補不可。更須謹戒，若仍不慎，必致洩氣而死。）

腸　癰

此由膏粱飲酒太過，熱積腸中，久則成癰，服當歸建中湯自癒。若近肛門者，用針刺之，出膿血而癒。

（此證身皮甲錯，腹皮急脹如腫，甚者腹脹大，轉有水聲，或繞臍生瘡，若臍間出膿者不治。大法以口□為主，若膿成□□□而殞。）

腸　痔

此由酒肉飲食太過，致經脈解而不收，故腸裂而為痔。服金液丹可癒，外取鼠婦蟲十枚，研爛攤紙上貼之，少刻痛止。若老人患此，須灸關元二百壯，不然腎氣虛，毒氣下注，則難用藥也。

（凡係咳嗽吐血後，大腸並肺虛極而熱陷於大腸，多難收功。若專於治痔而罔顧本原，未有不致斃者。）

膏肓病

人因七情六慾，形寒飲冷，損傷肺氣，令人咳嗽，胸膈不利，惡寒作熱，可服全真丹。若服冷藥則重傷肺氣，令人胸膈痞悶，昏迷上奔，口中吐冷水，如含冰雪，四肢困倦，飲食漸減，此乃冷氣入於肺中，侵於膏肓，亦名冷勞。先服金液丹，除其寒氣，再用薑附湯十日可癒，或服五膈散、撮氣散，去肺中冷氣，重者灸中府三百壯可癒。

（形寒飲冷之傷，初起原不甚深重，醫人不明此證，誤予涼藥，積漸冰堅，致成膏肓之疾。及至氣奔吐冷，寒熱無已，不思轉手溫補，仍予以滋陰退熱等劑，以致不起，非是病殺，乃醫殺也。）

治驗：有一人暑月飲食冷物，傷肺氣，致咳嗽，胸膈不利，先服金液丹百粒，泄去一行，痛減三分，又服五膈散而安。但覺常發，後五年復大發，灸中府穴五百壯，方有極臭下氣難聞，自後永不再發。

（世醫不審病因，動雲暑月熱氣傷肺，一派寒涼，致水氣不消，變成大病。）

噎病

肺喜暖而惡寒，若寒氣入肺或生冷所傷，又為庸醫下涼藥冰脫肺氣，成膈噎病。覺喉中如物塞，湯水不能下，急灸命關二百壯，自然肺氣下降而癒。

（噎病之多死者，皆由咽中堵塞，飲食不進。醫人畏用熱藥，多用寒涼潤取其滋補，焉能得生？用先生灸法甚妙，奈人不能信用，何

哉？）

又有肺寒一證，令人頭微痛，多清涕，聲瘂，惡寒，肩背拘攣，脈微浮緊，當服華蓋散，重則薑附湯，忌冷物。此證不可誤認作癆證治，故表而出之。

（肺寒之證，世醫不識不能用溫散，但用桑皮、貝母、麥冬、玉竹等味壅住寒邪，做成弱證者多矣。）

咳　嗽

咳嗽多清涕者，肺感風寒也，華蓋散主之。若外感風寒，內傷生冷，令人胸膈作痞，咳而嘔吐，五膈散主之。咳嗽煩躁者，屬腎，石膏丸主之。大凡咳嗽者，忌服涼藥，犯之必變他證。忌房事，恐變虛勞。久咳而額上汗出，或四肢有時微冷，間發熱困倦者，乃勞咳也。急灸關元三百壯，服金液丹、保命丹、薑附湯，須早治之，遲則難救。

（治咳嗽之法，若如先生因證制宜，焉有癆瘵不治之患？無如醫者輒以芩知桑杏為要藥，致肺氣冰伏，脾腎虛敗，及至用補又不過以四君、

141

六味和平之劑、和平之藥與之，所謂養殺而已。）

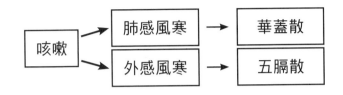

咳暇病

此證方書名為哮喘，因天寒飲冷，或過食鹽物，傷其肺氣，故喉常如風吼聲，若作勞則氣喘而滿。須灸天突穴五十壯，重者灸中脘穴五十壯，服五膈散，或研蚯蚓二條，醋調服立癒。

（哮證遇冷則作，逢勞則甚，審治得當，癒亦不難，然少有除根者。先生此法甚妙，請嘗試之。）

失　血

凡色欲過度，或食冷物太過，損傷脾肺之氣，故令人咯血。食前服鐘乳粉、金液丹，食後服阿膠散而癒。若老年多於酒色，損傷脾氣則令人吐血，損傷腎氣則令人瀉血，不早治多死。

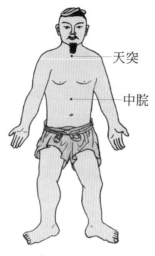

天突

中脘

咳暇病取穴

當灸關元三百壯，服薑附湯、金液丹自癒。傷肺氣則血從鼻出，名曰肺衄，乃上焦熱氣上攻也。服金液丹或口含冷水，以郁金末調塗項後及鼻柱上。凡肺衄不過數杯，如出至升斗者，乃腦漏也（當做腦衄為是）。由真氣虛而血妄行，急針關元三寸，留二十呼立止，再灸關元二百壯，服金液丹、草神丹可保。

　　（失血之證，世人所畏，而醫人亦多縮手。其畏者，為殞命之速而成癆瘵之易；縮手者，恐不識其原而脫體之難。不知能究其原，察其因，更觀其色，辨其脈，或起於形體之勞，或成於情

志之過，由於外感者易治，出於內傷者難痊。絡脈與經隧有異，經隧重而絡脈輕；肝脾與肺腎不同，肺腎難而肝脾易。苟不訛其治法，雖重難亦可挽回，唯在辨別其陰陽，權衡其虛實，溫清補瀉，各得其宜。不可畏其炎焰，專尚寒涼，逐漸消伐其生氣而致不可解者比比矣。）

治驗：一人患腦衄，日夜有數升，諸藥不效。余為針關元穴，入二寸留二十呼，問病患曰：針下覺熱否？曰：熱矣。乃令吸氣出針，其血立止。

一法治鼻衄與腦衄神方，用赤金打一戒指，帶左手無名指上，如發作時，用右手將戒指捏緊，箍住則衄止矣。

腎厥

凡人患頭痛，百藥不效者，乃腎厥。服石膏丸、黑錫丹則癒，此病多酒多色人則有之。

（《經》云：厥成為巔疾。又云：少陰不至者厥也。頭痛之證，腎虛者多，若用他藥，斷難奏效，惟大溫補為是，溫補不效其丹艾乎。）

治驗：一人因大惱悲傷得病，晝則安靜，夜

則煩悗，不進飲食，左手無脈，右手沉細，世醫
以死證論之。余曰：此腎厥病也。因寒氣客脾腎
二經，灸中脘五十壯，關元五百壯，每日服金液
丹、四神丹。至七日左手脈生，少頃，大便下青
白膿數升許，全安。此由真氣大衰，非藥能治，
惟艾火灸之。

　　（此證非灸法不癒，非丹藥不效，二者人多
不能行，醫人僅用泛常藥以治，其何能生？）

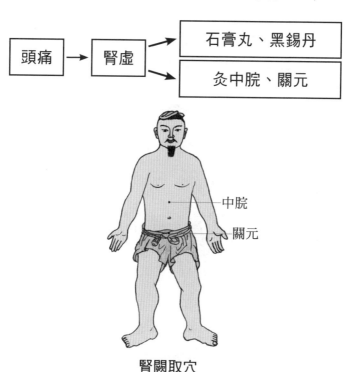

頭痛	→	腎虛	→	石膏丸、黑錫丹
			→	灸中脘、關元

中脘

關元

腎關取穴

脾　勞

　　人因飲食失節，或吐瀉、服涼藥致脾氣受傷，令人面黃肌瘦，四肢困倦，不思飲食，久則肌肉瘦盡，骨立而死。急灸命關二百壯，服草神、金液，甚者必灸關元。

　　（先天之原腎是也，後天之本脾是也。人能於此二臟，謹攝調養，不使有乖，自然臟腑和平，經脈營運，榮衛貫通，氣血流暢，又何勞病之有？病至於勞則已極矣，非重溫補何由得生？

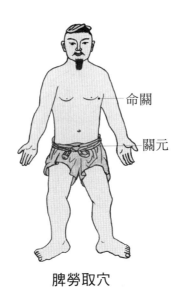

脾勞取穴

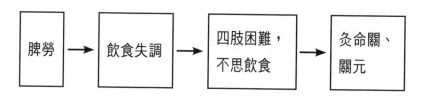

（虞花溪強立五勞之證，所用皆係溫平涼劑，以此
災梨禍棗，實是貽害後人。）

腎　勞

夫人以脾為母，以腎為根，若房事、酒色太
過則成腎勞，令人面黑耳焦，筋骨無力。灸關元
三百壯，服金液丹可生，遲則不治。

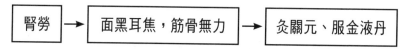

頭　痛

風寒頭痛則發熱惡寒，鼻塞，肢節痛，華
蓋、五膈、消風散皆可主。若患頭風兼頭暈者，
刺風府穴，不得直下針，恐傷大筋則昏悶。向左
耳橫紋針下，入三四分，留去來二十呼，覺頭中
熱麻是效。

147

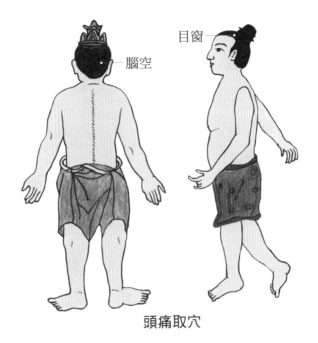

腦空

目窗

頭痛取穴

　　若風入太陽則偏頭風，或左或右，痛連兩目
及齒，灸腦空穴二十一壯，其穴在腦後入髮際三
寸五分，再灸目窗二穴，在兩耳直上一寸五分，
二十一壯，左痛灸左，右痛灸右。

　　（頭風之病，證候多端，治得其法者殊少，
致為終身痼疾，先生刺灸二法甚妙，無如醫者不
知，病者畏痛奈何？）

眼　病

　　肝經壅熱上攻，致目生昏翳，先服洗肝散數劑，後服撥雲散，其翳自去。若老年人腎水枯涸，不能上榮於目，致雙目昏花，漸至昏暗，變為黃色，名曰內障，服還睛丹，半月目熱上攻，勿懼。此乃腎氣復生，上朝於目也。如覺熱，以手掌揉一番，光明一番，一月間，光生復舊矣。

　　（眼科用藥，不循紀律，只用一派發散寒涼，所謂眼垃圾是也。倘能盡如先生之法而行之，天下喪明者少矣。）

　　治驗：余家女婢，忽二目失明，視之又無暈翳。細思此女年少精氣未衰，何緣得此證？良由性急多怒，有傷肝臟，故經脈不調而致，遂與密蒙花散一料，如舊光明矣。

　　（病有萬變，醫只一心，線索在手，頭緒逼清，何懼病體之多端，不愁治療之無術。）

夢　泄

　　凡人夢交而不泄者，心腎氣實也；夢而即

泄者，心腎氣虛也。此病生於心腎，非藥可治。當用紙撚長八寸，每夜緊繫陰囊，天明解之，自然不泄。若腎氣虛脫，寒精自出者，灸關元六百壯而愈。若人一見女子，精即泄者，乃心腎大虛也，服大丹五兩，甚者灸巨門五十壯。

（仲景云：陰寒精自出，瘦削不能行。可知精之不固，由於陽之不密。

先生云：腎氣虛脫，寒精自出，則溫補下元為得法矣。世醫苟明此理以治遺精，必不專事寒涼而治人夭枉矣。）

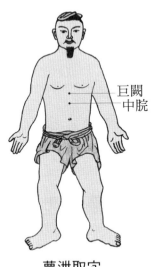

巨闕
中脘

夢泄取穴

奔　豚

　　此由腎氣不足，又兼濕氣入客小腸，連臍發痛，或上或下，若豚之奔，或痛連外腎成疝氣者，服塌氣散、茱萸丸、金鈴子丸或蟠蔥散。

　　（奔豚與疝不同，混淆不得。從小腹而上抵心者，奔豚也；從少腹而上逆臍，胃氣與橫弦，疝也；從陰囊而上沖心膈，痛欲死者，沖疝也；從少腹而下連腎區者，小腸與狐疝也。是有差別，不可不審。）

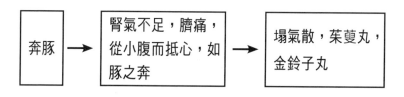

奔豚 → 腎氣不足，臍痛，從小腹而抵心，如豚之奔 → 塌氣散，茱萸丸，金鈴子丸

肺膈痛

　　此證因肺虛，氣不下降，寒氣凝結，令人胸膈連背作痛，或嘔吐冷酸水，當服五膈散自癒。（此證治若失宜，久久必成膈證。）

骨縮病

此由腎氣虛憊。腎主骨，腎水既涸則諸骨皆
枯，漸至短縮，治遲則死。須加灸艾，內服丹附
之藥，非尋常草木藥所能治也。（凡人年老，逐
漸矬矮，其猶骨縮之病乎？）

治驗：一人身長五尺，因傷酒色，漸覺肌肉
消瘦。予令灸關元三百壯，服保元丹一斤，自後
大便滑，小便長，飲食漸加，肌肉漸生，半年如
故。（此自消瘦與骨縮有間，不知何緣附此，中
間疑有缺文。）

手顫病

四肢為諸陽之本，陽氣盛則四肢實，實則
四體輕便。若手足顫搖不能持物者，乃真元虛損
也。常服金液丹五兩、薑附湯自癒。若灸關元三
百壯則病根永去矣。

（手足顫搖，終身痼疾，若傷寒初起如是
者，多難治。若過汗傷營而致者，宜以重劑扶
陽，加以神氣昏亂者，亦不治。）

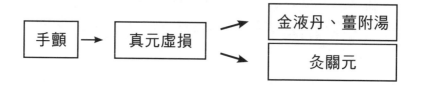

老人便滑

　　凡人年少，過食生冷硬物麵食，致冷氣積而不流，至晚年脾氣一虛，則脅下如水聲，有水氣則大便隨下而不禁，可服四神丹、薑附湯，甚者灸命關穴。此病須早治，遲則多有損人者。

　　又脾腎兩虛，則小便亦不禁，服草神丹五日即可見效。

　　（老人大便不禁，溫固灸法為妥。若連及小便而用草神丹，中有朱砂、琥珀，恐非其宜。）

老人口乾氣喘

　　老人脾虛則氣逆沖上逼肺，令人動作便喘，切不可用削氣苦寒之藥重傷其脾，致成單腹脹之證。可服草神丹、金液丹、薑附湯而癒，甚者灸關元穴。腎脈貫肺繫舌本，主營運津液，上輸於

肺，若腎氣一虛則不上榮，故口常乾燥，若不早治，死無日矣。當灸關元五百壯，服延壽丹半斤而癒。

（口乾氣喘，係根元虛而津液竭，庸醫不思補救，猶用降削苦寒之品，不慚自己識力不真，而妄歸溫補之非宜，及至暴脫，更卸過於前藥之誤。此輩重台下品，本不足論，但惜見者聞者尚不知其謬妄，仍奉之如神明，重蹈覆轍者，不一而足，豈不哀哉！）

耳　聾

有為風寒所襲而聾者，有心氣不足而聾者，當服一醉膏，滾酒下，汗出而癒。若多酒色人，腎虛而致聾蔽者，宜先服延壽丹半斤，後服一醉膏。若實聾則難治。

（腎開竅於耳，又胃之宗氣別走於耳，故耳聾一證屬虛者多。今言心氣不足而用一醉膏，此理未解。又云實聾者難治，尚俟細參。

琦按：人於六十外，精神強健，不減少壯，而惟耳重聽，乃腎氣固藏之徵，多主老壽不須醫治。此書所謂若實聾則難治者，當是指此一種。）

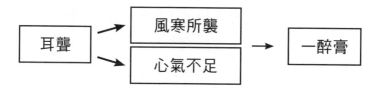

氣　瘻

若山居人，溪澗中有薑理石，飲其水，令人生瘻瘤，服消風散。（當是消瘻散。）初者服薑附湯。若血瘻、血瘤則不可治，妄治害人。

三　蟲

三蟲者，蚘蟲、蟯蟲、寸白蟲也。幼時多食生冷硬物及腥厭之物，久之生蟲。若多食牛肉，則生寸白。其蚘蟲長五六寸，發則令人心痛，吐清水，貫心則死；寸白蟲如葫蘆子，子母相生，長二三寸，發則令人腹痛；蟯蟲細如發，隨氣血周遊遍身，出皮膚化為瘋癩，住腹中為蟯瘕，穿大腸為痔漏，俱宜服安蟲散。若入穀道癢痛，當用輕粉少許服之，來日蟲盡下，寸白蟲亦能下。

治驗：一婦人病腹脹，諸藥不效，余令解腹

視之，其皮黃色光如鏡面，乃蟯瘕也。先炙牛肉一斤，令食後用生麻油調輕粉五分服之，取下蟯蟲一合，如線如須狀，後服安蟲散而癒。

蠱　毒

閩廣之人，以諸蟲置一器內，令其互相啖食，候食盡而獨存者即蠱也。中其毒則面目黃腫，心腹脹滿疼痛，或吐涎血，久則死矣。初得時用皂角一挺、槌根二兩，水煎濃汁二盞，臨臥服之，次早取下毒物後，用以萬歲藤根，濕紙裹煨熟，每日空心嚼五枚，生麻油送下，三日毒從大便出。凡人至川廣每日飲食，宜用銀箸，箸白即無妨，箸黑即有毒也。

癇　證

有胎癇者，在母腹中，母受驚，驚氣衝胎，故生子成疾，發則仆倒，口吐涎沫，可服延壽丹，久而自癒。有氣癇者，因惱怒思想而成，須灸中脘穴而癒。

（胎癇出於母腹，俗所謂三搐成癇者也。氣

癇由於七情，故大病後及憂苦人，並縱性貪口腹
人率多患此。醫書雖有陰陽五臟之分，然皆未得
其要而癒者蓋寡。先生此法直中肯綮，予用之而
獲效者多矣。）

治驗：一人病癇三年餘，灸中脘五十壯即
癒。

一婦人病癇已十年，亦灸中脘五十壯癒。凡
人有此疾，惟灸法取效最速，藥不及也。

| 痾症 | → | 氣痾、惱怒而至 | → | 灸中脘 |

瘰　癧

此證由憂思惱怒而成。蓋少陽之脈循脅繞頸
環耳，此即少陽肝膽之氣，鬱結而成。亦有鼠涎
墮食中，食之而生，是名鼠癧。治法俱當於瘡頭
上灸十五壯，以生麻油調百花膏敷之，內服平肝
順氣之劑，日久自消。切不可用斑蝥、鍛石、砒
霜之類。

（《內經》所謂陷脈為瘻，留連肉腠。此風
邪外傷經脈，留滯於肉腠之間，而為瘰癧，乃外

感之輕者也。《靈樞經》所謂腎臟受傷，水毒之氣出於上，而為鼠瘻。失治多至殞命，乃內傷之重者也。）

婦　人

婦人除妊娠外，有病多與男子相同，但男子以元陽為主，女子以陰血為主，男子多腎虛為病，女子多衝任虛為病。蓋衝為血海，任主胞胎，血信之行，皆由衝任而來。若一月一次為無病，愆期者為虛，不及期者為實。脈沉細而澀，月信不來者，虛寒也。血崩者，衝任虛脫也。崩者，倒也。白帶者，任脈冷也。任為胞門子戶，故有此也。發熱減食，皆為氣血脾胃之虛；不減食，只發熱者，心臟虛也。此外疾病治法皆與男子同。

（婦人另立一科，原屬無謂，業方脈者，不知男女之分，陰陽之異，衝任之原，月信之期，胎孕之病，產乳之疾者，則是走方小技之儔，烏得稱大方哉。）

子　嗣

　　婦人血旺氣衰則多子，氣旺血衰則無子。若發黑，面色光潤，肌膚滑澤，腋隱毛稀，乃氣衰血旺也，主多子；若發黃，面無光彩，肌肉粗澀，腋隱毛多，乃氣旺血衰也，主無子。若交合時，女精先至，男精後衝者，乃血開裹精也，主成男；若男精先至，女精後來者，乃精開裹血也，主成女。若男女精血前後不齊至者，則不成胎。

　　（為子嗣計者，重在擇婦。婦人端莊，則生子凝重；交合有節，則生子秀美。既生之後，又須選擇乳母，兒吮其乳，習其教導，往往類之。先天性情雖稟於父母，而後天體局往往多肖乳母。）

血　崩

　　《經》云：女子二七而天癸至，任脈通，太衝脈盛，月事以時下。若因房事太過，或生育太多，或暴怒內損真氣，致任脈崩損，故血大下，

卒不可止，如山崩之驟也。治宜阿膠湯、補宮丸半斤而癒。切不可用止血藥，恐變生他病，久之一崩不可為矣。若勢來太多，其人作暈，急灸石門穴，其血立止。

（血崩之證，乃先後天衝任經隧周身之血，悉皆不能收持，一時暴下，有如山崩水溢，不可止遏，非重劑參附補救不能生也。間有屬實者，當以形證求之。）

帶　下

子宮虛寒，濁氣凝結下焦，衝任脈（即子宮也）不得相榮，故腥物時下。以補宮丸、膠艾湯治之。甚者灸胞門、子戶穴各三十壯，不獨病癒而且多子。

（帶下之證，十有九患，皆由根氣虛而帶脈不收引，然亦有脾虛陷下者，有濕濁不清者，有氣虛不攝者，有陽虛不固者，先生單作子宮虛寒，誠為卓見。）

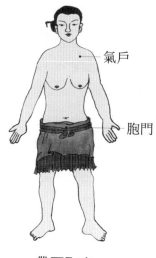

氣戶

胞門

帶下取穴

乳　癰

　　良由臟氣虛衰，血脈凝滯，或為風寒所客著
而成癰矣。若陽明蘊熱，亦能成此。先覺憎寒壯
熱，服救生湯一劑，若遲三五日，宜多服取效。

胎逆病

　　妊娠後，多於房事，或食冷物不消，令人
吐逆不止，下部出惡物，可服金液丹、霹靂散即
好。

（胎逆即惡阻，俗所謂病兒是也。苟能慎起居，戒房事，節飲食，不但無病兒之患，而生子亦多易育。若謹攝已當而仍病者，是係孕婦體弱，氣血多虛故耳。）

午後潮熱

若飲食減少，四肢倦怠，午後熱者，胃氣虛也；若起居如常，但發煩熱，乃胃實心氣盛也。服茜草湯五日癒。

臍中及下部出膿水

此由真氣虛脫，衝任之血不行，化為膿水，或從臍中，或從陰中，淋瀝而下，不治即死。灸石門穴二百壯，服金液丹、薑附湯癒。

（臍為神闕穴，上脾下腎，不可有傷，若出膿水，先後天之氣泄矣，焉得不死。）

婦人卒厥

凡無故昏倒，乃胃氣閉也，灸中脘即癒。

（貪食多慾之婦，多有此證。）

產後虛勞

生產出血過多，或早於房事，或早作勞動，致損真氣，乃成虛勞。脈弦而緊，咳嗽發熱，四肢常冷，或咯血吐血，灸石門穴三百壯，服延壽丹、金液丹，或鐘乳粉，十日減，一月安。

（凡虛勞而其脈弦緊者，病已劇矣，況在生產而出血過多者乎！急投溫補，唯恐已遲，苟或昧此，尚欲滋陰，癒無日矣。）

小　兒

小兒純陽，其脈行疾，一息六七至為率，遲冷數熱與大人脈同。但小兒之病為乳食所傷者，十居其半。發熱用平胃散，吐瀉用珍珠散，頭痛發熱，恐是外感，用華澄茄散。穀食不化，用丁香丸，泄瀉用金液丹。

（小兒之脈較之大人固是行疾，第略差半至一至為率。若六七至，非平脈也。平脈而六七至，則數脈將八至矣，脈至八至非脫而何。）

驚　風

風木太過，令人發搐，又積熱蓄於胃脘，胃氣瞀閉，亦令卒仆，不知人事。先服碧霞散吐痰，次進知母黃芩湯，或青餅子、朱砂丸皆可。若脾虛發搐，或吐瀉後發搐乃慢驚風也，灸中脘三十壯，服薑附湯而癒。

（小兒之急驚、慢驚，猶大人中風之閉證、脫證，溫清補瀉，審病當而用藥確，自無差訛。）

斑疹（即痘子）

小兒斑疹，世皆根據錢氏法治之，此不必贅。但黑泡斑及縮陷等證，古今治之，未得其法，以為火而用涼藥治者，十無一生。蓋此乃汗血逆於皮膚，凝滯不行，久則攻心而死。黃帝正法，用霹靂湯、薑附湯。凡多死之證，但用此法，常有得生者。蓋毒血死於各經，決無復還之理。唯附子健壯，峻走十二經絡，故用此攻之，十中常生八九。於臍下一寸，灸五十壯，則十分無事。若以涼藥凝冰其血，致遍身青黑而死，此

其過也。

世俗凡遇熱證，輒以涼藥投之，熱氣未去，元氣又漓，此法最不良。余每遇熱證，以知母五錢煎服，熱即退，元氣無損，此乃秘法。

（錢氏之法，後世兒醫咸遵守之，以五行五色而分五臟之證，以順逆險而為難易不治之條，所用之藥不過溫平無奇，陽熱之逆誠可救全，陰寒之逆，百無一癒。

其後陳氏雖云得法，十中或救一二，不若先生之論，闡千古之秘奧，為救逆之神樞。兒醫苟能奉行，自然夭枉者少矣。每見世俗一遇逆證，勿論陰陽，輒云火閉，石膏、黃連、大黃用之不厭，人皆信之，至死不悔。近時費氏《救偏瑣言》一出，庸子輒又奉為典型。在證藥相合者，雖偶活其一二，而陰寒之證亦以其法治之，冤遭毒害者，不知凡幾矣。）

小兒午後潮熱

小兒午後潮熱，不屬虛證，乃食傷陽明，必腹痛吐逆，宜用來復丹、蓽澄茄散。

吐　瀉

小兒吐瀉因傷食者，用珍珠散；因胃寒者，用薑附湯；吐瀉，脈沉細，手足冷者，灸臍下一百五十壯；慢驚吐瀉，灸中脘五十壯。

（人家肯用薑附，小兒亦已幸矣，若灼艾至一百五十壯，以此法勸之，斷乎不允，只索托之空言耳。）

面目浮腫

此證由於冷物傷脾，脾虛不能化水穀，致寒飲停於中焦，輕者面目浮腫，重者連陰囊皆腫。服金液丹，輕者五日可瘥，重者半月痊癒。當飲軟粥半月，硬物忌之。

（金液丹洵是活命之神藥，但世人不識。在大人尚有許多疑慮，小兒焉肯用哉？）

咳　嗽

小兒肺寒咳嗽，用華蓋散；若服涼藥，並止

咳藥更咳者，當服五膈散；若咳嗽面目浮腫者，服平胃散；咳而面赤者，上焦有熱也，知母黃芩湯。

（咳而面赤屬上焦實熱者，宜用知母黃芩；若咳甚而面赤，兼嘔涎沫者，則當以溫補氣血為宜。）

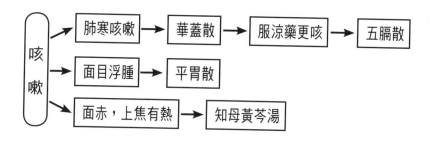

溏　瀉

冷氣犯胃，故水穀不化，大便溏滑，甚則脫肛者，厚腸散、半硫丸主之。

腹　脹

冷物傷脾則作脹，來復丹、全真丹皆可用。

痢　疾

　　痢因積滯而成者，如聖餅化積而癒；暑熱
所傷，下赤而腫者，黃連丸；腹痛者，當歸芍藥
湯；寒邪客於腸胃下白者，薑附湯、桃花丸。

水　瀉

　　火熱作瀉，珍珠散；食積作瀉，如聖餅、感
應丸。

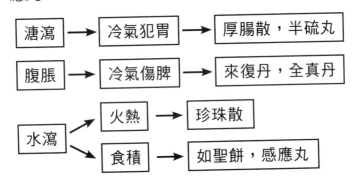

胎寒腹痛

　　臟氣虛則生寒，寒甚則腹痛，亦有胎中變寒

而痛者。調硫黃粉五分，置乳頭令兒吮之即癒。
三四歲者，服來復丹。

下　血

暑中於心，傳於小腸，故大便下血，宜當歸
建中湯。

牙　疳

胃脈絡齒榮牙床，胃熱則牙縫出血，犀角化
毒丸主之。(出《局方》)腎虛則牙齒動搖，胃虛
則牙床潰爛，急服救生丹；若齒齦黑，急灸關元
五十壯。

　　(牙齒動搖或有知其腎虛者，至牙床潰爛，
誰不曰胃火上攻，敢服救生丸並灸關元者鮮矣。)

螻蛄癤

風寒凝於髮際，或冷水沐頭，小兒頭上生
癤，麻油調百花散塗之。如腦癰初起，亦服救生
湯。

禿　瘡

　　寒熱客於發腠，浸淫成瘡，久之生蟲，即於頭上灸五十壯自癒。看其初起者，即是頭也。

水沫瘡

　　小兒腿間有瘡，若以冷水洗之，寒氣浸淫遂成大片，甚至不能步履。先以蔥椒薑洗挹乾，又以百花散糝之，外以膏藥貼之，出盡毒水，十日痊癒。

周身各穴

　　巨闕：在臍上五寸五分。
　　中脘：在臍上四寸。
　　神闕：在臍中。
　　陰交：在臍下一寸。
　　氣海：在臍下一寸五分。
　　石門：在臍下二寸三分，女人忌灸，即胞門子戶。

關元：在臍下三寸。

天柱：在一椎下兩旁齊肩。

肺俞：在三椎旁挾脊各相去一寸五分。

心俞：在五椎下挾脊各相去一寸五分。

肝俞：在九椎旁挾脊各相去一寸五分。

脾俞：在十一椎旁挾脊各相去一寸五分。

腎俞：在十四椎下兩旁挾脊各相去一寸五分。

腰俞：在二十一椎下間。

湧泉：在足心陷中。

承山：在崑崙上一尺肉間陷中。

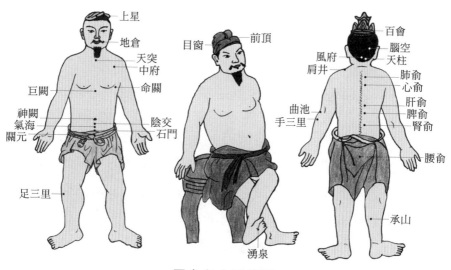

周身各穴示意圖

三里：四穴，二在曲池下一寸，即手腕下一寸；二在膝下三寸，骨外大筋內宛中。

中府：在乳上三肋骨中。

食竇：即命關，在中府下六寸。

天突：在結喉下四寸宛中。

地倉：一名胃維，挾口吻旁四分。

上星：在鼻上入髮際一寸。

前頂：入髮際四寸五分。

目窗：當目上入髮際一寸五分。

腦空：在腦後入髮際三寸五分。

風府：入髮際一寸。

神　方

金液丹（一名保元丹，一名壯陽丹。）

余幼得王氏《博濟方》云：此丹治百種欲死大病，竊嘗笑之，恐無是理。比得扁鵲方，以此冠首，乃敢遵用，試之於人，屢有奇效，始信聖人立法非不神也，乃不信者自誤耳。此方古今盛行，莫有疑義，及孫真人著《千金方》，乃言硫黃許多利害，後人畏之，遂不敢用。亦是後人該

墮夭折，故棄大藥而求諸草木，何能起大病哉？

　　余觀今人之病皆以溫平藥，養死而不知悔，餘以此丹起數十年大病於頃刻，何有發疽之說？孫真人之過也。凡我同志請試驗之，自見奇效。此丹治二十種陰疽，三十種風疾，一切虛勞，水腫，脾泄，注下，休息痢，消渴，肺脹，大小便閉，吐衄，尿血，霍亂，吐瀉，目中內障，屍厥，氣厥，骨蒸潮熱，陰證，陰毒，心腹疼痛，心下作痞，小腹兩脅急痛，胃寒，水穀不化，日久膀胱疝氣，膨膈，女人子宮虛寒，久無子息，赤白帶下，臍腹作痛，小兒急慢驚風，一切疑難大病，治之無不效驗。

　　舶上硫黃十斤，用銅鍋熬化，麻布濾淨，傾入水中，再熬再傾，如此七次，研細，入陽城罐內，蓋頂鐵絲紮定，外以鹽泥封固八分厚陰乾。先慢火煅紅，次加烈火，一炷香，寒爐取出，埋地中三日，去火毒。再研如粉，煮蒸餅為丸，梧子大。每服五十丸或三十丸，小兒十五丸。氣虛人宜常服之，益壽延年功力最大。一切牛馬六畜吐食者，灌硫末立癒，一切雞鵝鴨瘦而欲死者，飼以硫末，可以立癒且易肥。作蒸餅法：清明前一日，將乾麵打成薄餅，內放乾麵，包裹陰乾。

保命延壽丹

此丹治癲疝，虛勞，中風，水腫，臌脹，脾泄，久痢，久瘧，屍厥，兩脅連心痛，夢泄，遺精，女人血崩、白帶，童子骨蒸勞熱，一切虛羸，黃黑疸，急慢驚風，百餘種欲死大病，皆能治之。一粒勝金液丹十粒，久服延年益壽。

硫黃、明雄黃、辰砂、赤石脂、紫石英、陽起石（火醋淬三次），每味各二兩，研作粗末，同入陽城罐，蓋頂，鐵絲紮定，鹽泥封固厚一寸，陰乾。掘地作坑，下埋一半，上露一半，烈火煅一日夜，寒爐取出，研細，醋丸梧子大。每服十粒，空心送下，童男女五粒，小兒二三粒，俱見成效。

大　丹

此丹補腎氣，駐顏色，活血脈，壯筋骨，輕步履，明耳目，延年益壽。治虛勞，發熱，咳嗽，咯血，骨蒸盜汗，怔忡，驚悸，一切陰疝冷漏，小兒斑痘縮陷，水腫，臌脹，黃黑疸，一切虛羸大病，功同延壽丹，常服可壽百歲餘。但富貴人方得合此，貧者難合，只服金液丹亦妙也。

大朱砂一斤，為粗末，入陽城罐。先用蜜拌，安砂在底，次以瞿麥末、草烏末、菠菱末各五錢，以雞子清五錢拌勻，蓋在砂上。以罐蓋蓋住，鐵絲紮好，鹽泥封固陰乾，掘地作坑，下埋五分，上露五分，烈火煅一日夜，寒爐取出。研細，醋打半夏糊丸芡實大，滑石為衣，以發光彩。銀器收貯，每服五粒或三粒，空心面東熱酒下。凡用入藥中並為衣者，俱如此製則無毒，可放心服。

中　丹

此丹補腎氣，壯筋骨，延年不老，治脾瘧，黃黑疸，脾泄久痢，虛腫水腫，女人血崩白帶，骨蒸勞熱，小兒急慢驚風及暴注腸滑，洞泄，中風，諸般瘡毒，皆效。

雄黃十兩，赤石脂二兩，其共為粗末，亦用前五味拌製，如大丹法，取研極細，醋糊丸芡實大。大人服十丸，小兒三五丸，空心熱酒或米飲下。

三黃丹

此丹治中滿，胸膈痞悶，中風，痰喘氣急，

大便虛秘，功與中丹同，但略峻耳。

雄黃、雌黃、硫黃，各五兩為粗末，製法如大丹。研極細，醋糊丸芡實大。每服十丸，空心米飲下。

四神丹

此丹治病，功力與延壽丹同，治虛證更多，能止怔忡、驚悸諸般大病。

同前三黃丹，外加辰砂五錢。製法、合法、丸法俱如前。每服四十丸，空心白湯下。

五福丹

此丹功力與延壽丹、中丹同，又能壯陽治陽痿，於腎虛之人功效更多。

雄黃、雌黃、硫黃、辰砂、陽起石各五兩。製法、合法、丸法皆如前，每服三四十丸，空心米飲下。

紫金丹

此丹補脾腎虛損，活血壯筋骨，治下元虛憊，子宮寒冷，月信不調，臍腹連腰疼痛，面黃肌瘦，泄瀉精滑，一切虛損之證。

代赭石（燒紅醋淬七次）、赤石脂（製法同）、禹餘糧（製法同）各五兩，共研細末。入陽城罐，鹽泥封固一寸厚，陰乾，大火煨三炷香，冷定。再研極細，醋糊丸芡實大。每服十丸，熱酒送下。

全真丹

此丹補脾腎虛損，和胃，健下元，進飲食，行濕氣。治心腹刺痛，胸滿氣逆，脅下痛，心腹脹痛，小便頻數，四肢厥冷，時發潮熱，吐逆泄瀉，暑月食冷物不消，氣逆痞悶，男女小兒面目浮腫，小便赤澀淋瀝，一切虛寒之證。

高良薑（炒）四兩，乾薑（炒）四兩，吳茱萸（炒）三兩，大附子（製）一兩，陳皮一兩，青皮一兩，上為末，醋糊丸梧子大。每服五十丸，小兒三十丸，米飲下。無病及壯實人不宜多服。

來復丹

此丹治飲食傷脾，心腹作痛，胸膈飽悶，四肢厥冷；又治傷寒陰證，女人血氣刺痛，或攻心腹。或兒枕作痛及諸鬱結之氣，真良方也。

　　陳皮（去白）六兩，青皮六兩，大川附（製）六兩，五靈脂六兩，硝石三兩，硫黃三兩，上為末，蒸餅丸梧子大。每服五十丸，白湯下。

草神丹

　　此丹大補脾腎，治陰毒傷寒，陰疽痔漏，水腫臌脹，中風半身不遂，脾泄暴注，久痢，黃黑疸，虛勞發熱，咳嗽咯血，兩脅連心痛，胸膈痞悶，脅中如流水聲，童子骨蒸，小兒急慢驚風，痘疹變黑縮陷，氣厥卒仆，雙目內障，吞酸逆氣，痞積血塊，大小便不禁，奔豚疝氣，附骨疽，兩足少力，虛汗不止，男子遺精夢泄，沙石淋，溺血，婦人血崩血淋，暑月傷食，腹痛嘔吐痰涎，一切疑難大病。此丹乃藥中韓信也，取效最速，好生君子，廣試驗之，知不誣也。

　　川附子（製）五兩，吳茱萸（泡）二兩，肉桂二兩，琥珀（用柏子煮過另研）五錢，辰砂（另研）五錢，麝香（另研）二錢。先將前三味為細末，後入琥珀、辰砂、麝香三味，共研極勻，蒸餅丸梧子大。每服五十丸，米飲下，小兒十丸。

神方薑附丹

　　此丹補虛助陽消陰，治傷寒陰證，癰疽發背，心胸作痛，心腹痞悶，喉痹，頤項腫，湯水不下，及虛勞發熱，咳嗽吐血，男婦骨蒸勞熱，小兒急慢驚風，痘疹縮陷，黑泡水泡斑，脾勞面黃肌瘦，腎勞面白骨弱，兩目昏翳內障，脾癆久痢，水瀉米穀不化，又能解利兩感傷寒，天行瘟疫，山嵐瘴氣及不時感冒等證。

　　生薑（切片）五兩，川附子（炮切片、童便浸，再加薑汁炒乾）五兩，共為末。每服四錢，水一盞，煎七分和渣服。若治中風不語，半身不遂，去附子用川烏去黑皮，製法與附子同。

霹靂湯

　　治脾胃虛弱，因傷生冷成泄瀉，米穀不化，或脹、或痛、或痞，胸脅連心痛，兩脅作脹，單腹臟脹，霍亂吐瀉，中風半身不遂，脾癆黃膽，陰疽入蝕骨髓，痘疹黑陷，急慢驚風，氣厥發昏，又能解利陰陽傷寒，諸般冷病寒氣。

　　川附（泡去皮臍）五兩，桂心（去皮盡）二兩，當歸二兩，甘草一兩，共為細末。每服五

錢，水一大盞，生薑七片，煎至六分和渣通口服，小兒只一錢。

救生湯

治一切癰疽發背，三十六種疔，二十種腫毒。若初起憎寒壯熱，一服即熱退身涼，重者減半，輕者痊癒。女人乳癰、乳岩初起，薑蔥發汗立癒。又治手足痰塊紅腫疼痛，一服即消。久年陰寒冷漏病，一切瘡毒，服之神效。

芍藥（酒炒）五錢，當歸（酒洗）五錢，木香（忌火）五錢，丁香五錢，川附（炮）二兩，共為細末。每服五錢，加生薑十片，水二盞煎半，和渣服。隨病上下，食前後服。

鐘乳粉

治勞咳咯血，老人上氣不得臥，或膈氣腹脹，久咳不止，及喉風、喉腫，兩目昏障，童男女骨蒸勞熱，小兒驚風，胎前產後發昏不省人事，一切虛病，能先於臍下灸三百壯，後服此藥，見效如神。蓋虛勞乃腎氣欲脫，不能上榮於肺。此藥是潤肺生水之劑，後因邪說盛行，以致此藥隱閑。丹溪云：多服發渴淋。此言甚謬，余

家大人服三十年，未嘗有此疾，故敢附此。服此藥須忌人參、白朮二味。石鐘乳一斤成粉製法見李時珍《本草綱目》，再入石鼎煮三炷香，研極細。每服三錢，煎粟米湯下。但此藥難得真者，多以滴乳石亂之，真者浮水，性鬆，易成粉。

蓽澄茄散

治脾胃虛滿，寒氣上攻於心，心腹刺痛，兩脅作脹，頭昏，四肢困倦，吐逆發熱，泄瀉飽悶等證。

蓽澄茄、高良薑一兩五錢，肉桂一兩五錢，丁香一兩五錢，厚朴（薑汁炒）一兩五錢，桔梗（去蘆）一兩五錢，陳皮一兩五錢，三棱（炮，醋炒）一兩五錢，甘草一兩五錢，香附（製）三兩，為細末。每服四錢，薑三片，水一盞，煎七分，和渣服。

半硫丸

治胃虛心腹脹滿，嘔吐痰涎，頭目眩暈，困倦不食，或大便滑泄，水穀不化，小兒面目浮腫，小便赤淋。半夏（薑礬牙皂煎水炒）、倭硫、生薑各五兩，同搗碎，水浸，蒸餅糊丸，梧

子大。每服五十丸，小兒二三十丸，白湯下。

滲濕湯

治脾胃虛寒，四肢困倦，骨節酸疼，頭暈鼻塞，惡風，多虛汗，痰飲不清，胸滿氣促，心腹脹悶，兩脅刺痛，霍亂吐瀉。此藥能暖脾胃，辟風寒，祛瘴疫，除風濕。

厚朴二兩，丁香各一兩、甘草各一兩、附子一兩，砂仁八錢，乾薑八錢，肉果（麵裹煨透）八錢，高良薑八錢，銼碎。每用五錢，加薑三片，棗三枚，水一盞煎七分，去渣空心服。

生薑半夏湯

治風痰上攻，頭旋眼花，痰壅作嗽，面目浮腫。

生薑三兩，半夏三兩，共搗餅，陰乾為末。
每服四錢，加薑五片，水煎溫服。

附子半夏湯

治胃虛，冷痰上攻，頭目眩暈，眼昏嘔吐等證。

川附子一兩，生薑一兩，半夏二兩，陳皮

（去白）二兩，共為末。

　　每服七錢，加薑七片，水煎服。

平胃湯

　　治老人氣喘咳嗽。

　　葶藶（炒）一兩，官桂（去粗皮，另研）一兩，馬兜鈴（去絲蒂）三兩，共為末。

　　每用三錢，水一盞煎七分，於食後細細呷之。

太白丹

　　療咳嗽，化痰涎。

　　枯礬（煨）四兩，寒水石（煅）四兩，元精石（煅）四兩，半夏（製）二兩，天蟲（炒去絲）二兩，天南星（製）二兩，白附子各二兩。

　　上為末，麵糊丸（麵糊即蒸餅也）梧子大，每服三十丸，食後薑湯下。

鹿茸丸

　　溫補下元，疏通血脈，明目輕身。

　　鹿茸（去毛酥炙）一具，鹿角霜二兩，川楝子（炒取淨肉）一兩，青皮一兩，木香一兩。

上為末，蒸餅丸梧子大，每服三十丸，空心鹽湯下。

黃藥子散

治纏喉風，頤頷腫及胸膈有痰，湯水不下者，用此吐之。黃藥子即斑根一兩為細末，每服一錢，白湯下，吐出頑痰即瘥。

八風湯

治中風半身不遂，言語謇，口眼喎斜。先灸臍下三百壯，後服此藥永不再發。若不加灸，三年後仍發也。

當歸、防己、人參、秦艽、官桂、防風、石斛、芍藥、黃蓍、甘草、川芎、紫菀、石膏、白鮮皮、川烏、川羌活、川獨活、黃芩、麻黃（去節）、乾薑、遠志，各等分。

銼為末，每服五錢，水酒各半，煎八分，食前服。

八風丹

治中風，半身不遂，手足頑麻，言語謇，口眼喎斜。服八風湯，再服此丹，永不再發。

184

　　大川烏（炮）四兩，荊芥穗四兩，當歸二兩，麝香（另研）五錢。

　　上為末，酒糊丸，梧子大，空心酒下五十丸。中風者不可缺此。

換骨丹

　　治中風半身不遂，言語謇澀，失音中風者。先灸臍下三百壯，服金液丹一斤，再服此藥。

　　當歸二兩，芍藥二兩，人參二兩，鐵腳威靈仙二兩，南星三兩，乳香（去油）二兩，沒藥（去油）二兩，麻黃（去節，另煎汁和上藥）三斤。

　　上各為末，先將前五味和勻，後入乳香、沒藥以麻黃膏和勻為丸，如彈子大。每以無灰酒下一丸，出汗，五日一服。仍常服延壽丹、金液丹。

三五七散

　　治賊風入耳，口眼喎斜之證。

　　人參一兩，麻黃（去節）一兩，川芎一兩，官桂一兩，當歸一兩，川烏五錢，甘草五錢。

　　上為末，每服二錢，茶下，日三次。

蜜犀丸

治半身不遂，口眼喎斜，語言不利，小兒驚風，發搐。

槐角（炒）四兩，當歸二兩，川烏二兩，元參（炒）二兩，麻黃一兩，茯苓（乳拌）一兩，防風一兩，薄荷一兩，甘草一兩，豬牙皂角（去皮弦子，炒）五錢，冰片（另研）五分。

先以前十味為末，後入冰片和勻，蜜丸櫻桃大。每服一丸，小兒半丸，細嚼茶清下。

白龍丸

治風邪言語不遂等證，面如蟲行，手足麻木，頭旋眼暈及傷風、傷寒，頭痛拘急，小兒急慢驚風，大人風搐失音，並皆治之。

天南星（以生薑四兩同搗成餅）四兩，川烏二兩，甘草二兩，藁本二兩，甘松二兩，白芷二兩，桂心二兩，海桐皮一兩，石膏（研極細）二兩。

以前八味共為末，糯米糊丸彈子大，石膏為衣，茶清下，大人一丸，小兒半丸。若治傷寒，薑蔥湯下，出汗。

華蓋散

治傷寒頭痛發熱，拘急，感冒，鼻多清涕，聲音不清。大能解利四時傷寒，瘟疫瘴氣等證。

麻黃（浸去沫）四兩，蒼朮（米泔浸）八兩，陳皮二兩，官桂二兩，杏仁（去皮尖）二兩，甘草二兩。

共為末，每服四錢，水盞半，煎八分，食前熱服，取汗。

祛風散

治風寒頭痛，遍身拘急，破傷風，洗頭風，牙槽風，肩背直，口噤。

天南星（泡）二兩，生薑（同南星製）一兩，防風二兩，甘草一兩。

共為末，每服四錢，薑七片，水煎服，取汗，無汗再服。

當歸柴胡湯

治傷寒頭痛，發熱惡寒，肢節痛，吐逆。

柴胡五錢，半夏（以生薑一錢同搗）二錢，當歸一錢，甘草五分。

加薑、棗，以水二盞煎至八分，熱服取汗，微微即止。

大通散

治傷寒胃中有熱，或服熱藥太多，發狂言，棄衣而走，登高而歌，或腹痛下血，但實熱者用之，虛人大忌。

大黃二錢，枳實（麩炒）二錢，甘草一錢。

水煎空心熱服，不利再服，得利即止。

知母黃芩湯

治傷寒胃中有熱，心覺懊憹，六脈洪數，或大便下血。

知母二錢，黃芩二錢，甘草一錢。

水煎熱服。

當歸芍藥湯

治中暑下血，血痢腹痛。

當歸二錢，芍藥二錢。

水煎熱服。

四順散

治中暑冷熱不調，大便下赤白膿。

川黃連（酒炒）二錢，當歸二錢，芍藥二錢，罌粟殼（去隔膜，醋炒）二錢。

加生薑七片，水煎，食前熱服。

知母散

解一切煩熱，口乾作渴飲水，若係實熱，皆以此解之，不損元氣。若困倦減食者，乃胃虛發熱也，不可服涼藥，當以溫中為主。

知母（鹽水炒，研末）五錢，薑三片，水一盞，煎六分溫服。

尤附湯

治六七月中濕，頭疼，發熱惡寒，自汗，遍身疼痛。

附子（炮）一兩，白尤（土炒）二兩，甘草（炒）五錢。

共為末，每服五錢，薑七片，水煎熱服。

189

截瘧丹

治一切瘧疾，但瘧不宜截，宜補。

硫黃一兩，雌黃（色紅出陰山）一兩，砒霜一錢，為末，入罐內，鹽泥封固，陰乾，打火三香，冷定取出，醋糊丸梧子大。每服五丸，空心米飲下。

凡用砒要將蘿蔔切去蓋，下段挖空入砒，以蓋蓋好，紙包火煨透，存性取出。今此丹係打火煉過，不必蘿蔔製。為丸時須研和極勻，若欠勻恐砒有多有少，多處或致損傷人命。

良薑理中湯

治虛瘧、久瘧，脾胃虛弱，若初起為冷物所傷，亦用此方。

高良薑二兩，乾薑（炒）二兩，草果（去殼炒）二兩。

為末，每服四錢，水煎空心服。

建中湯

治久發瘧疾，脾胃虛弱，胸膈腹中飽悶，痞塊兩脅連心痛，四肢沉重，發熱，泄瀉，羸瘦等

證。

附子（炮）二兩，白朮（土炒）二兩，芍藥（酒炒）四兩，甘草（炒）一兩，乾薑（炒）一兩，草果（去殼炒）一兩。

為末，每服五錢，水煎熱服。

二聖散

治脾胃虛寒，嘔吐不食。

硫黃五兩，水銀五兩。

共研末同炒，再研細。每服三錢，米湯下，小兒一錢，薑湯亦可。

炒成青砂頭，亦治翻胃膈食，吐痰神效。

八仙丸

治脾胃久冷，大便泄瀉，腸中痛，米穀不化，飲食不進等證。

附子（炮）一兩，高良薑一兩，蓽茇一兩，砂仁一兩，肉豆蔻一兩，生薑三兩，厚朴（薑汁製）四兩。

為末，醋糊丸梧子大，米飲下，五十丸。

厚腸丸

治脾虛傷食，大便下赤白膿，腸鳴腹痛泄下，米穀不化，小兒脾虛滑泄，脫肛，疳瘦等證。

川烏（炮）一兩，肉桂一兩，硫黃（另研）一兩，赤石脂（煅）一兩，乾薑（炒）二兩。

為末，糯米糊丸，梧子大，每服五十丸，白湯下。

阿膠丸

治冷熱不調，下痢赤白。

黃連一兩，黃柏（鹽水炒）一兩，當歸一兩，烏梅肉（炒）一兩，芍藥二兩，阿膠（蛤粉炒）一兩。

為末，蒸餅丸梧子大，白湯下，五十丸。

桃花丸

治腸胃虛，下赤白膿，小兒脫肛，極效。

乾薑（炒）二兩，赤石脂（煅）二兩。

為末，米糊丸，梧子大，米飲下五十丸。

如聖餅

治大腸冷熱不調，下赤白痢，及大人小兒一切積滯。

密陀僧五錢，訶子（火煨去核）大者八個，硫黃三錢，輕粉二錢，石燕（洗淨燒紅，酒淬）一對。

為末，麵糊丸龍眼大，捏作餅。每用一餅，入灰中略煨熱，茶清下。

珍珠散

治大人小兒霍亂吐瀉。

硫黃、滑石各二兩，共為細末。每服二錢，白湯下，不癒再服，小兒一錢。

少陽丹

能解利兩感傷寒、瘟疫瘴氣。

硝石二兩，硫黃二兩，五靈脂（醋炒）二兩，青皮二兩，陳皮二兩，麻黃二兩。

為末，先以硝石炒成珠和諸末，米糊丸綠豆大，白湯下五十丸，再以熱湯催汗。

中和湯

治傷寒、瘟疫，頭目昏痛，發熱，鼻流清涕，服此不致傳染。

蒼朮（米泔浸）一斤，川烏（炮）四兩，厚朴（薑製）四兩，陳皮四兩，甘草四兩，草果二兩。

共為末，每用四錢，生薑七片，水煎和渣服。

還睛丹

治脾腎虛衰，精血不生，致雙目成內障。

磁石（活者，火醋淬七次）二兩，硫黃二兩，雄黃二兩，雌黃二兩，共為粗末，入罐，打三炷香，冷定取出，研細配後藥。

鐘乳粉、附子、台椒（炒出汗）各二兩，共為末，醋糊丸梧子大。每服二十丸，空心米飲下，日二服。

半月覺熱攻眼，勿懼，乃腎氣潮眼，陽光復生也。時用兩手搓熱揉之，揉一番，光明一番，六十日後復明。藥盡再服一料。

密蒙花散

治風熱攻眼，昏睛多眵，隱澀羞明，或癢，或痛，漸生翳膜，或患頭風在先，牽引兩眼，漸覺細小，及暴赤腫痛。

密蒙花、木賊（去節）、川羌活、甘菊花、白蒺藜（炒去刺）、石決明（煅，再用鹽水煎），各等分為末。食後，茶清下三錢。

撥雲散

治上焦壅熱，眼目赤腫，疼痛或生翳障，先服洗肝散，後服此藥。

荊芥穗二兩，川芎二兩，防風二兩，枳殼（麩炒）五錢，蟬蛻（去翅足）五錢，薄荷五錢，龍膽草五錢，甘草五錢。

共為末。每服二錢，食後服。

洗肝散

治藏火太過，壅熱攻目，或翳障疼痛。

大黃二錢，黃芩三錢，水煎，食前服。

補肝丸

能補肝腎之氣，服還睛丸後多服此藥。

台椒（炒）、仙靈脾（剪去邊弦，蜜水炙）、白蒺藜（炒去刺），各等分為末，酒糊丸梧子大，空心米湯下三十丸。

文蛤散

治目弦腫，大小眥成赤瘡。

五倍子一兩，研末，每服三錢，水一盞煎八分，先洗，後以箸頭點之。

一醉膏

治耳聾。

麻黃一斤，以水五升，熬一升，去渣熬膏。每服一錢七分，臨臥熱酒下，有汗即效。

睡聖散

人難忍艾火灸痛，服此即昏睡，不知痛，亦不傷人。

山茄花（八月收），火麻花（八月收）。

（按：八月中火麻花已過時，恐作七月為是。）

　　收此二花時，必須端莊閉口，齊手足採之。
若二人去，或笑，或言語，服後亦即笑，即言語
矣。採後共為末，每服三錢，小兒只一錢，茶酒
任下。一服後即昏睡，可灸五十壯，醒後再服再
灸。

　　（按：山茄子，今謂之風茄兒，其花亦謂之
曼陀羅花。火麻即大麻，今圍地所植之黃麻乃是
此種。《本草綱目》云：曼陀羅花，生北土，南
人亦有栽者。春生夏長，獨莖直上，高四五尺，
生不旁引，綠莖碧葉，葉如茄葉。八月開白花，
凡六瓣，狀如牽牛花而大，攢花中折，騈葉外
包，朝開夜合。結實圓而有丁拐，中有小子。八
月採花，九月採實。花實氣味俱辛溫有毒，主治
諸風及寒濕腳氣，驚癇脫肛等證。

　　相傳此花笑採浸酒飲，令人笑；舞採浸酒
飲，令人舞，予嘗試之。飲須半酣，更令一人或
笑或舞，引之乃驗。又云七月採火麻子花，八月
採山茄子花，陰乾等分為末，熱酒調服三錢。
少頃，昏昏如醉，割瘡、灸火不覺苦痛，蓋古方
也。今外科所用麻藥即是此散，服之並無傷害。）

薄荷散

治心肺壅熱，頭目不清，咽喉不利，精神昏濁，小兒膈熱。

真薄荷二兩，桔梗三兩，防風二兩，甘草一兩。

為末，每服四錢，燈心煎湯下。

碧雲湯

治風痰上攻，頭目昏眩，咽喉疼痛，涎涕稠粘。

荊芥穗二兩，牛蒡子（炒）一兩，真薄荷一兩。

為末，食後，茶下三錢。

丁香丸

治宿食不消，時發頭疼，腹痛。

丁香二兩，烏梅肉二兩，青皮二兩，肉桂二兩，三棱（炮）二兩，巴豆（去油）一兩。

為末，米糊丸黍米大，白湯下七丸，小兒三丸。

潤腸散

治老人虛氣、中風、產後大便不通。

枳實（麩炒）一兩，青皮一兩，陳皮一兩。

共為末，每服四錢，水一盞，煎七分，空心服。

菟絲子丸

補腎氣，壯陽道，助精神，輕腰腳。

菟絲子（淘淨酒煮，搗成餅，焙乾）一斤，附子（製）四兩。

共為末，酒糊丸梧子大，酒下五十丸，十日後強壯。

石膏丸

治腎厥頭痛，及腎虛咳嗽，煩悶，遺尿。

石膏一兩，硫黃一兩，硝石（合硫黃同研）一兩，天南星（用生薑一兩同搗）一兩。

為末，麵糊丸梧子大，食前米飲下五十丸，日二次。

宣風丸

治風濕腳氣，走注上攻，兩足拘急疼痛，或遍身作痛。

黑丑（取頭末）二兩，青皮一兩，胡椒二十一粒，全蠍（去頭足）二十四枚。

共為末，蜜丸梧子大。食前，白湯下五十丸，或三十丸。

五膈散

治肺傷寒，誤服涼藥，冰消肺氣，胸膈膨脹，嘔吐酸水，口中如含冰雪，體倦減食，或成冷勞，胸中冷痰，服此皆效。

人參、黃蓍（炙）、白朮、麥冬、官桂、附子（炮）、乾薑（炒）、遠志（去心）、台椒、北細辛、百部（去蘆）、杏仁各等分。

共為末，水煎服四錢。

撮氣散

治涼藥傷肺，飲食不下，胸膈飽悶，吞酸氣逆，久嗽不止。

白朮二兩，乾薑二兩，黃蓍（蜜水拌炒）

一兩，附子一兩，川椒一兩，杏仁一兩，甘草五
錢。

　　共為粗末，水煎服四錢。初服冷熱相搏，覺
煩悶欲吐，少頃撮定，肺氣自然下降矣。

麥煎散

　　治幼年心絡為暑所傷，每至暑時，即畏熱、
困倦、減食。

　　知母二錢，烏梅肉二錢，地骨皮二錢，柴胡
二錢，大麥一撮。

　　上銼片，成一劑，水煎溫服緩下。

剪紅丸

　　治遠年近月，腸下血。

　　吳茱萸（去梗）二兩，荊芥穗二兩，川烏一
兩。

　　上炒黃色，共為末，醋糊丸梧子大，每服五
十丸，空心白湯下。

分氣丸

　　治心腹痞悶、疼痛，兩脅氣脹，痰涎上攻，
咽嗌不利，能行氣，化酒食。

黑丑（半生半熟取頭末）四兩，青皮（炒）一兩，陳皮（炒）一兩，乾薑（炮）一兩，肉桂一兩。

共為末，水法梧子大。每服三十丸，空心薑湯下。

鎮心湯

治心氣不足，為風邪鬼氣所乘，狂言多悲，夢中驚跳。

人參一錢，茯苓一錢，石菖蒲（桑葉水拌炒）一錢，遠志一錢，木香一錢，丁香一錢，甘草五錢，乾薑五錢，大棗三枚，水煎空心服。

遠志丸

治心氣不足，多悲，健忘，精神緘默，手顫腳搐，多睡。

遠志、人參、石菖蒲、茯苓，研為末，蜜丸梧子大。每服三十丸，酒棗湯任下。

定痛丸

治奔豚上攻，心腹腰背皆痛，或疝氣連睪丸痛。

木香一兩，馬藺草（醋炒）一兩，茴香一兩，川楝子（炒）一兩。

共為末，每服四錢，滾酒下，連進二服，其痛即止。

阿膠散

治肺虛咳嗽咯血。

牙香（炒）三兩，阿膠（蛤粉炒成珠）一兩。

為末，每服三錢，薑湯下，日三次。

定風散

治破傷風及洗頭、牙槽等風，牙關緊急，項背強直，角弓反張。若一二日者，服此可治，五七日者難治，須急灸臍下三百壯。

川烏（炮）二兩，防風二兩，雄黃一兩。

共為末，每服四錢，水煎，和渣服，日三次，出汗癒。

安蟲散

治蟲攻心痛，吐清水。如蟯蟲發則腹脹，寸白蟲則心痛，並治之。

乾漆（炒至煙盡）五錢，鶴虱（炒淨）、雷丸（切炒）各一兩。

共為末，每服二錢，小兒一錢，米湯下。

檳榔丸

治小便淋澀不通，及血淋、石淋。

檳榔一兩，芍藥一兩，苦楝子（炒）一兩，馬藺花一兩。

共為末，每服四錢，酒煎熱服。

換骨散

治癩風，面上黑腫，肌肉頑麻，手足疼痛，遍身生瘡。先灸五臟俞穴，後服此藥。

烏蛇（去頭尾，酒煮取肉）二兩，白花蛇（去頭尾，酒煮取肉）二兩，石菖蒲二兩，荊芥穗二兩，蔓荊子二兩，天麻（酒炒）二兩，胡首烏（小黑豆拌，蒸、曬）二兩，白楊樹皮（炒）二兩，甘草（炒）二兩，地骨皮（酒炒）二兩，枳殼（麩炒）二兩，杜仲（鹽水炒）二兩，當歸（酒炒）二兩，川芎（酒炒）二兩，牛膝（鹽水炒）一兩。

共為末，每服二錢，酒下。

胡麻散

治癩風渾身頑麻，或如針刺遍身疼痛，手足癱瘓。

紫背浮萍（七月半採）一斤，黑芝麻（炒）四兩，薄荷（蘇州者佳）二兩，牛蒡子（炒）、甘草（炒）各一兩。

共為末，每服三錢，茶酒任下，日三服。

消癭散

治氣癭多服取效，血癭不治。

全蠍（去頭足）三十枚，豬羊靨（即膝眼骨，炙枯）各三十枚，枯礬五錢。

共為末，蜜丸梧子大。每服五十丸，飴米糖拌吞或茶任下。

補宮丸

治女人子宮久冷，經事不調，致小腹連腰痛，面黃肌瘦，四肢無力，減食發熱，夜多盜汗，下赤白帶，久服且能多子。

當歸（酒炒）二兩，熟地（薑汁炒）二兩，肉蓯蓉（酒洗去膜）二兩，菟絲子（製法見前）

二兩，牛膝（酒洗）二兩，肉桂一兩，沉香一兩，蓽茇（去蒂炒）一兩，吳茱萸（去梗）一兩，肉果一兩，真血竭五錢，艾葉五錢。

共為末，醋糊丸梧子大。每服五十丸，或酒或白湯任下。

膠艾湯

治婦人衝任虛損，月水不調，子宮久冷，腰腹疼痛，赤白帶下，或惡露不止。此藥能通經絡，活死血，生新血。

阿膠（蛤粉炒成珠）二兩，艾葉二兩，當歸二兩，白芍二兩，川芎二兩，熟地二兩，甘草五錢，乾薑五錢。

共為末，每服四錢，水煎和渣熱服，戒怒氣一月。

地血散

治婦人心血間有熱，飲食不減，起居如常，但發煩熱。

茜草一錢，當歸一錢，白芍一錢，烏梅一錢，柴胡一錢，知母一錢。

每劑加薑三片，水煎溫服。

大青膏

治小兒吐瀉後成慢驚，脾虛發搐，或斑疹後發搐。

烏蛇（去頭尾，酒浸炙），全蠍（去頭足）十枚，蜈蚣（去頭足，炙）五條，鐘乳粉（要真者，火研極細末，水飛淨）五錢，青黛五錢，丁香五錢，木香五錢，川附子（製）五錢，白附子（麵包煨熟）一兩。

共為末，蜜丸龍眼大。每服一丸，滾水下，連進二服立瘥。甚者灸中脘五十壯。

碧霞散

治痰涎壅盛，卒仆，或發驚搐，一切急症，服此吐痰。

豬牙皂角（炙去皮弦）、銅青（另研）、大黃（生用）、金線重樓（即金線釣蝦蟆，製法見後）各五錢。

上為末。每服一錢，小兒三五分，白湯灌下。牙關緊者，鼻中灌下，吐痰立癒。

萬靈膏

治小兒疳瘦，腹脹，水瀉多消。

香附一兩，青皮五錢，川黃連五錢，肉桂五錢，巴豆（去油）五錢，砂仁五錢，肉果五錢。

上為末，醋糊丸黍米大。每用三五七丸溫水下。

育嬰丹

治小兒面黃肚大，青筋作瀉，及五疳諸積，健脾進食。

上好白蠟（入銚頓化，傾入碗內七次）一兩二錢，朱砂（飛淨，心疳用之）一錢，赤石脂（火煆，脾疳用之）一錢，青黛（肝疳用之）一錢，寒水石（用泥罐上下蓋定火，肺疳用之）一錢，牡蠣（火，腎疳用之）一錢。

先將白蠟研碎，後加各經引藥，共研細末，分作十帖。

每用雞蛋一枚，開一小孔，去黃留清，入藥一帖，攪勻，紙封口，或蒸，或用火煨，任意食之，酒飯無忌。

抑青餅

治小兒驚風，清膈化痰，降熱火。

防風一兩，薄荷一兩，桔梗（炒）一兩，甘草（炙）五錢，青黛（淨）五錢，冰片四分。

共為末，蜜丸芡實大，或捏作餅薑湯下。

朱砂丸

治小兒膈熱消痰。

半夏（製）五錢，辰砂各五錢，杏仁（去皮）三十粒。

共為末，蒸餅丸梧子大。每服十丸，或五七丸，食後薄荷湯下。

醒脾丸

治久瘧不瘥。

川烏（薑汁浸去黑皮，切片）五兩，大蒜（煨去皮）三兩。

共為末，醋糊丸梧子大。每服二十丸，米飲下，小兒量減。

奪命丹

治中風左癱右瘓，半身不遂，口眼喎斜，言語謇澀。

川烏（酒煮）四兩，蒼朮（米泔浸）各四兩。

共為末，酒糊丸梧子大，空心服十五丸，忌見風，暖蓋出汗。

脫衣散

治汗斑及紫白癜風。

附子五錢，硫黃各五錢。

共為末，薑汁調，以茄蒂蘸擦三四次痊癒。

百花散

治腿肚血風瘡，小兒螻蛄癤，或耳底出膿，瘰癧痔漏。

川烏五兩，搗為末。

凡一切瘡毒，以麻油調塗，濕者乾糝，耳中出水吹入，牛馬六畜瘡皆可治。人家合醬入此末五錢，不生蟲蛆。

附：金線重樓治證

金線重樓，俗名金線釣蝦蟆，採得去外黑粗皮，用石頭打碎，勿見鐵器。曬乾為末，小罐收貯。凡一切要吐痰涎之證，用代瓜蒂最妙。

一治風痰結胸，用一錢，陰陽水和服，吐去痰即癒。

一治傷食成瘧疾者，用一錢，臨發，空心水和服，一吐即癒。

一治禁口痢疾，涼水和服一錢，吐痰即癒。

服金液丹各證引藥

虛勞：白湯下，或薑湯下。

骨蒸潮熱：地骨皮湯或炒胡黃連五分煎湯，或丹皮湯下。

吐血：茅根湯或藕節湯下。

消渴：烏梅湯或石膏湯下。

肺脹：真蘇子湯下。

中滿：陳皮湯或木香湯或芥菜湯下。

水腫：車前子湯或木通湯下。

休息痢：白者，用臭椿根皮湯下，紅者用雞冠花湯下。

脾泄：車前子炒焦煎湯下。

注下：木通湯下。

大便閉：芒硝煎湯下。

小便閉：木通湯下。

尿血：山梔、木通湯下，或燈心、竹葉湯下。

霍亂：藿香湯下。

吐瀉：生薑、燈心湯下。

屍厥：薑湯下。

氣厥：真蘇子湯下。

陰證：附子湯下。

陰毒：黃蓍湯或附子湯下。

目中內障：木賊、菊花湯下。

心下作痞：枳實、桔梗湯下。

心胃痛：延胡索湯或酒下。

胃寒米穀不化：乾薑麥芽湯下。

兩脅急痛：青皮湯下。

肚腹痛：甘草白芍湯下。

臍腹痛：麥芽湯下。

小腹痛：小茴香湯下。

膀胱疝氣：小茴、橘核湯下。

女人子宮虛冷：薑湯下。

赤帶：地榆湯下。

白帶：樗白皮湯或白果炒煎酒下。

小兒急驚風：金銀花湯下。

慢驚風：人參湯下。

一切疑難之證俱用薑湯下。

（昔人稱金液丹有起死回生之功，真是救危神劑，然亦有戒人服餌者。如蘇頌之《本草圖經》、寇宗奭之《本草衍義》，一言其為效雖捷，為患亦速；一言其人但知用之為福，而不知為禍。蓋亦有所鑒而云，世人於此疑而不敢服者多矣。然余嘗見二人，年少時皆荒耽於色，至五十外皆患虛損，服參附渺若不知。有勸餌硫黃者，二人皆服皆有效。一人不能節慾，閱五六年竟以氣脫而殞；一人能止欲，至八十餘始卒，此目所親擊者也。

夫藥以治疾，有是疾必得是藥而後癒。許叔微所謂「形有寒邪，雖嬰孩亦可服金液；藏有熱毒，雖羸老亦可服大黃。」至哉！通變之說，理不妄也。但中病則已，久服或致偏勝之患。凡藥皆如是，豈特金液丹哉！其或服之終身，反致壽

考，此其稟受特異餘人，非可概論。若夫元氣未衰，陰精先耗，此藥實非所宜。更或漁色之徒，朝餐夕餌，不以此為治疾之良劑，而以此為逞欲之單方，自戕其生而不之懼，卒乃歸咎於金液丹之不可餌。然則鑒人之傷食，而並議稻麻菽麥之不宜餐，鑒人之傷飲而並疑酒漿茗汁不可啜，豈理也哉？

因憶書冊中所載服硫黃而受益者，採摘數條附錄於後以示來者。

《夷堅志》云：唐與正知醫，遇人有奇疾，多以意治之。從舅吳巡檢病不得前溲，臥則微通，立則涓滴不下，醫人遍用通利小腸諸藥，窮技巧勿驗。其侄孫來問吳：常日服何藥？曰：常服黑錫丹。問：何人結砂？曰：自為之。唐灑然悟曰：此由結砂時，鉛不死，硫黃飛去，鉛砂入積膀胱，膀胱臥則偏重，故猶可溲，立則正塞水道，以故不能通。乃取金液丹三百粒分為十服，煎瞿麥湯下之，膀胱所積之鉛得硫黃皆化成灰，自水道下，猶累累如細砂，病遂癒。

《類編》云：仁和縣一吏早衰，病瘠齒落，從貨藥道人得一方：碾生硫黃為細末，入豬臟中，水煮臟爛，入蒸餅丸如梧子大，隨意服之。

　　兩月後飲啖倍常，步履輕捷，年逾九十，略無老態，執役如初。因從邑宰入村，醉食牛血，遂洞下數十行，所泄如金水，頓覺悴，少日而死。李巨源得其事於臨安人宮醫官管範，嘗與王樞使言之，王曰：嘗聞豬肪脂能制硫黃，茲用豬臟尤為得理。樞使亦合服之，久亦見效。

　　《本草通元》云：壬子秋，余應試，北雍有孝廉張抱赤，久荒於色，腹滿如斗，以參湯吞金匱丸，小便差利，滿亦差減。閱旬日而滿腹如故，肢體厥逆，仍投前藥，竟無禆也。舉家哀亂，惟治終事。抱赤泣告曰：若可救我，當終身父事之。余曰：能餌金液丹數十粒，雖不敢謂萬全，或有生理。抱赤連服百粒，小便遄行，滿消食進，更以補中、八味並用，遂獲痊安。

　　故夫藥中肯綮，如鼓應桴。世之病是證而不得援者眾矣，有如抱赤之傾信者幾人哉？且硫非治滿之劑，特以元陽將絕，參附無功，藉其純陽之精，令陰寒之滯見晛冰消爾。）

神治諸般風氣靈膏

　　紅砒一斤，入罐化汁，用金頭蜈蚣、全蠍末

投砒內，以砒不起煙為度。又以砒用槐角子一斗煮三晝夜，水乾為度，上以土築實，封固，火鍋通紅，使砒脆白化成汁。用砒一兩，配前金液硫一兩，共研為末，攤於膏藥貼患處。

汗斑神效方

黑芝麻一撮，鹼汁半杯。將芝麻研細入鹼汁，煎數沸，搽之即癒。

跋

　　《扁鵲心書》三卷及《神方》一卷，宋紹興中開州巡檢竇材所集錄，已嘗鋟板行世，而歲久湮沒，人間少有見者。古月老人得之，詫為奇書秘冊，寶藏不啻在琅函玉笈中。

　　老人精醫理，於古今方論剖析疑似，指斥訛謬，皆合軒岐正義。遇危急之疾，他人縮手告難，老人治之往往奏效。年五十外又得此書，嗣後治人痼疾，益多奇驗。

　　沒後，其子道周繼其業，嘗手其書示余，曰：「思欲重刊，以傳於世，而家貧乏力。」遲之十餘年，竟不克刊，道周亦沒，歷今又十餘年。見其孫紀雲語及是書，因出其祖手錄副本見示，上有參論百餘條，拾遺補闕，可謂竇氏功臣。第字句不無訛錯，邊方亦有蠹蝕。問前者所見原本，則歸橫塘一藏書家。

　　余深以不得再見為歉，又恐此本久亦湮沒不存，爰加校勘，即以參論諸條附注其下，以付剞劂。一以思故人昔日見示斯編之意；一以使奇方要訣流傳世上，後人用之得以起沉疴而保天年，

為益甚無窮也。

　　回思數十年前與古月老人父子相晤語，宛然疇昔事。歲月如馳，兩人墓木已拱，不獲親見是書重刊，為可歎也。老人名珏字念庵，因姓胡氏，故自號古月老人。

　　　　乾隆乙酉二月丁丑朔紫陽山民王琦書

　　竇氏材生於宋之中葉，而書中有河間、丹溪遺訛後世之語；又鐘乳粉方下，訾丹溪「多服發渴淋」之說為謬，又言製法見時珍《本草》，何緣舉元明人之書而及之，其為後人增益無疑，兼知是編非竇氏原本矣。

　　仲景《傷寒論》，古今奉為不刊之典，竇氏顧有指摘其未當者數條，蓋由膠執其詞，未嘗融貫以參領其活潑之用，致意見有差池耳。再後人自當分別觀之，能鑒其是，更能正其非，判然不惑，斯為善讀古書者。

　　人稟陰陽二氣，以成此身，身之內皆二氣所充周也。互以相生，因以相濟，而無過與不及之相陵，是以內外和平而無疾病。有疾病者反是。治之者，扶陽保陰，各視其攸宜，損之，益之，以期於至當而無偏焉。

　　是書重在扶陽，或者疑其不免偏見。然余嘗
觀天地間日月盈虧，寒暄遞運，雨暘時若，草木
盛衰，而信陽常有餘，陰常不足，乃造化自然之
樞機。若夫陽常有餘，而芸生不厭其有餘；陰常
不足，而芸生不苦其不足。以此悟扶陽之理視保
陰為尤要者，亦本造化當然之軌，則竇氏之書以
灼艾為第一，餌丹藥為第二，用附子為第三，傳
此三法以為保命真訣，洵千古不磨之法。何庸排
訾其非哉？

　　其議論張王以下六子也，非務為好辯以矯異
也。序中已明言，學六子之書，以調治小疾百發
而百中。特以數十種大病，垂危之證，非其書中
所載諸方可能救療，而別有救療之方而言也。惟
是藥與人有宜不宜之殊，方與證有對不對之異，
於古書能善讀者，又貴能善用。苟僅能見其外之
形似，而未能察其內之神機，惘惘然，執紙上陳
言而嘗試之，一有不當，人且乘其間而議是書扶
陽之法為誤，而不可遵循矣。嗟，嗟！扶陽正
理，何誤之有？因用者之不當，而並咎昔人立言
之誤，吾恐斯人之學亦誤于保陰之說，夭枉天下
蒼生更多而曾不自覺也，可勝歎哉！

　　　　　　　　二月十三日己丑琢崖又書

　　雕版未竣，或有阻余者曰：「陶節庵錄成《家秘》的本，戒其子勿以示人，恐淺陋者妄肆詆淇。子珍是編，什襲而藏之，擇其人示焉可矣。胡事鐫梨刻棗，以昭示於世，不慮淺學之徒是非蜂起，或加塗抹，而為是書疻與？」

　　余曰：「人心各異，所見不同，於是書而非之，或塗抹之，如吾子所言固有矣。然豈無重之珍之，更欲重刊之，如古月老人父子者乎！昔華佗能剖割積聚，湔洗腸胃，其方書焚毀不傳，後人以為恨。然使其書尚存，恐謂其誕妄不經者必多，孰敢有信而用者？今竇氏之書寧獨異於華氏之書耶？余幸其得存於今也，亟重刊之，化一帙為千百帙，冀其長留天地間，而不至澌滅無傳。後人得之，或有信而用者，此之起死扶衰，通閉解結而反之於平。則是書實博施濟眾之良書，其為有功於蒼赤豈少哉！彼執偏滯之見，平居則嘖有煩言，於扶陽之理肆為排擊，臨險證則袖手彷徨，莫之能救。其學之優劣可一覽而知，其言之是非，曾何足為重輕乎？」

　　　　　　二月二十六日壬寅琢崖又書

導引養生功

張廣德養生著作　　每冊定價350元

 疏筋壯骨功　定價350元

 導引保健功　定價350元

 頤身九段錦　定價350元

 九九還童功　定價350元

 舒心平血功　定價350元

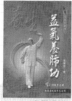 益氣養肺功　定價350元

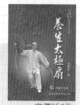 養生太極扇　定價350元

 養生太極棒　定價350元

 導引養生形體詩韻　定價350元

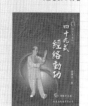 四十九式經絡動功　定價350元

輕鬆學武術

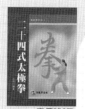 二十四式太極拳　定價250元

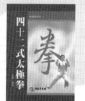 四十二式太極拳　定價250元

 八式十六式太極拳　定價250元

 三十二式太極劍　定價250元

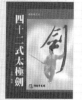 四十二式太極劍　定價250元

 二十八式木蘭拳　定價250元

 三十八式木蘭扇　定價250元

 四十八式太極劍　定價250元

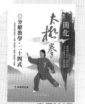 簡化太極拳分解教學二十四式　定價280元

 楊式太極拳競賽套路分解教學四十式　定價330元

太極跤

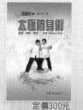 太極防身術　定價300元

擒拿術　定價280元

中國式摔角　定價350元

太極武術教學光碟

太極功夫扇
五十二式太極扇
演示：李德印 等
(2VCD)中國

夕陽美太極功夫扇
五十六式太極扇
演示：李德印 等
(2VCD)中國

陳氏太極拳及其技擊法
演示：馬虹(10VCD)中國
陳氏太極拳勁道釋秘
拆拳講勁
演示：馬虹(8DVD)中國
推手技巧及功力訓練
演示：馬虹(4VCD)中國

 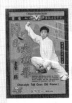 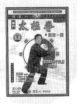

陳氏太極拳新架一路
演示：陳正雷(1DVD)中國
陳氏太極拳新架二路
演示：陳正雷(1DVD)中國
陳氏太極拳老架一路
演示：陳正雷(1DVD)中國

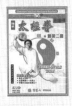 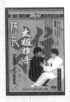

陳氏太極拳老架二路
演示：陳正雷(1DVD)中國
陳氏太極推手
演示：陳正雷(1DVD)中國
陳氏太極單刀・雙刀
演示：陳正雷(1DVD)中國

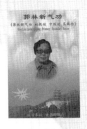

郭林新氣功
(8DVD)中國

本公司還有其他武術光碟
歡迎來電詢問或至網站查詢
電話：02-28236031
網址：www.dah-jaan.com.tw

原版教學光碟

歡迎至本公司購買書籍

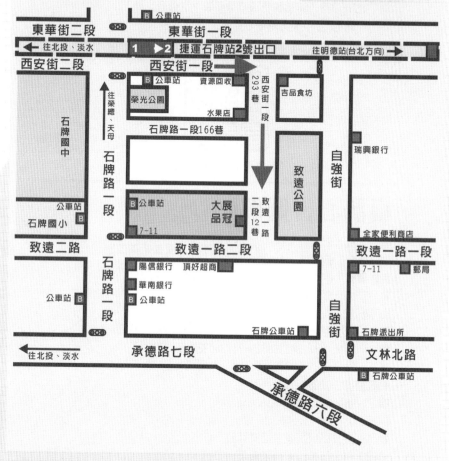

建議路線

1. 搭乘捷運．公車

　　淡水線石牌站下車，由石牌捷運站2號出口出站(出站後靠右邊)，沿著捷運高架往台北方向走(往明德站方向)，其街名為西安街，約走100公尺(勿超過紅綠燈)，由西安街一段293巷進來(巷口有一公車站站牌，站名為自強街口)，本公司位於致遠公園對面。搭公車者請於石牌站(石牌派出所)下車，走進自強街，遇致遠路口左轉，右手邊第一條巷子即為本社位置。

2. 自行開車或騎車

　　由承德路接石牌路，看到陽信銀行右轉，此條即為致遠一路二段，在遇到自強街(紅綠燈)前的巷子(致遠公園)左轉，即可看到本公司招牌。

國家圖書館出版品預行編目資料

扁鵲心書圖解／宋·竇材 撰　張存悌·車群 點校
——初版——臺北市，大展，2015[民104.08]
　　面；21公分——（中醫保健站；67）
　　ISBN 978-986-346-076-3（平裝；附影音光碟）
　　1.驗方 2.中藥方劑學
414. 65　　　　　　　　　　　　104010012

扁鵲心書圖解 附VCD

撰　　者／宋·竇材
點 校 者／張存悌　車群
責任編輯／壽　亞　荷
發 行 人／蔡　森　明
出 版 者／大展出版社有限公司
社　　址／台北市北投區（石牌）致遠一路2段12巷1號
電　　話／(02) 28236031·28236033·28233123
傳　　真／(02) 28272069
郵政劃撥／01669551
網　　址／www.dah-jaan.com.tw
E-mail／service@dah-jaan.com.tw
登 記 證／局版臺業字第2171號
承 印 者／傳興印刷有限公司
裝　　訂／承安裝訂有限公司
排 版 者／千兵企業有限公司
授　　權／遼寧科學技術出版社
初版1刷／2015年（民104年）8月
　　　　　　　　　　　　　　定　價／300元

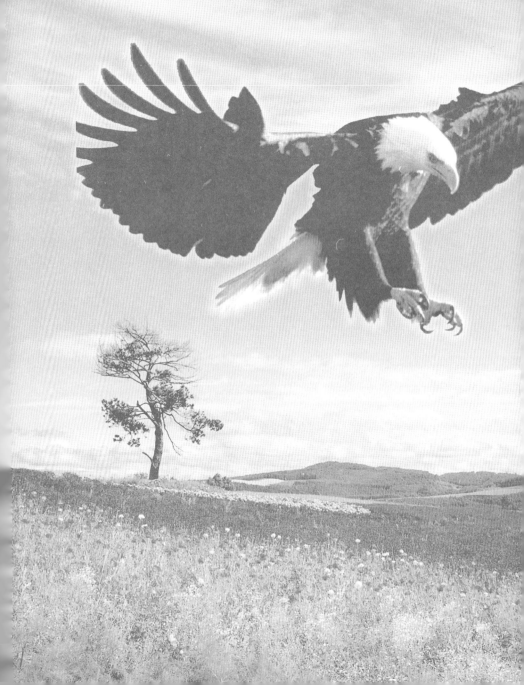

大展好書　好書大展
品嘗好書　冠群可期